Monthly Book

Medical Rehabilitation

編集企画にあたって………

JN115618

　2011 年に日本腎臓リハビリテーション学会が設立されて 12 年が経過．徐々に日本中に『包括的腎臓リハビリテーション』の概念が広がり，実際に取り組む施設が増え続けている．紆余曲折を経たが保険診療収載されたことで一気に広がってきている．嬉しいことであるが，今はその質が問われるようになってきている．学会が実施した全国の透析施設へのアンケートによると令和 5 年 7 月時点で日本の透析施設の 13% が実施，その中の 65% が保険算定している．即ち，まだ全体の 8% の施設しか算定していない．これから開始する施設も多いので，この特集号を通じて実際にどのように開始して運営していけば良いか，道標にしていただければ幸いである．なお，算定終了後も 81% の施設で継続，84% が有効と感じている，84% が腎臓リハビリテーションガイドラインを活用している．

　日本腎臓リハビリテーション学会が『腎臓リハビリテーション指導士』制度を構築して 3 年が経過した．元々，この制度は腎臓リハビリテーションを実施する際に指導するスタッフの質を担保する必要があるという厚労省からの要望で開始された．令和 4 年 4 月の保険診療改定に際し，『透析時運動指導等加算』が保険収載されたことで，保険診療の条件として学会が開催する講習会を受講することが義務づけられた．現時点では保険算定に際し，腎臓リハビリテーション指導士そのものの取得は義務づけられていない．現状，様々な問題点と課題が山積しているが，『包括的腎臓リハビリテーション』を実施することで腎不全患者が元気になる方法論として確立されたことは嬉しい．この度，ちょうど良いタイミングで特集号が組まれる運びとなり，各講師に依頼し講習会の内容をまとめとして掲載することとした．

　透析患者の死因として心不全が大きな割合を占めている．心不全入院も多く，十分なリハビリテーションが行われないために ADL 低下，QOL 低下を生じ寝たきりになる確率が増加している．心臓リハビリテーションが確実に実施されれば，ADL および QOL 向上，寿命延長，再入院率の低下が実証されており，これは腎不全患者にも当てはまる．

　高齢化が進み，支える若人が減少，医療および福祉（介護）分野においては人材的にも財政的にも厳しくなってきている．たとえ障害を負ってもできるだけ元気に生活し，可能な限り自立することが求められている．そうしないと将来の日本が破綻しかねない．『包括的腎臓リハビリテーション』の最終目標は，今後増え続ける腎疾患患者の重症化予防のみならず，同時に末期腎不全で代替療法中の患者を含むすべての腎疾患患者の健康寿命の延伸を図り社会参加を継続することである．1 人でも多くの元気な腎不全（透析も含む）患者が増えることを祈念している．可能な限り元気を維持して働き続けること，生き甲斐を見つけることが重要である．別の観点からすると納税者であり続けること．高齢者であれば，第三者のお世話なしに生きることである．このような仕組み作りが今後益々大切になり，包括的腎臓リハビリテーションはそれを可能にする．

　なお，この最新特集号とともに，今までに分担執筆して出版したいくつかの包括的腎臓リハビリテーションに関する成書や腎臓リハビリテーションガイドラインを是非お読みいただきたい．

2023 年 10 月
武居光雄

Key Words Index

Writers File

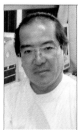

安藤康宏
（あんどう やすひろ）

1981 年	東京医科大学卒業 自治医科大学内科研修医
1983 年	同大学腎臓内科入局
1986 年〜89 年	米国バンダービルト大学留学（腎生理基礎研究）
1991 年	自治医科大学腎臓内科，助手
1993 年	フランス パリ大学留学（腎生化学基礎研究）
1993 年	自治医科大学腎臓内科，講師
2004 年	同大学透析部，准教授
2009 年	同大学透析部，学内教授
2010 年	下野運動療法勉強会（STEC：Shimotsuke Therapeutic Exercise Circle）設立
2011 年	CKD 啓発動画研究会（RAV-CKD）設立（代表幹事）
2014 年〜現在	国際医療福祉大学病院予防医学センター，副センター長

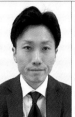

河野健一
（こうの けんいち）

2006 年	国際医療福祉大学卒業
2006 年	同大学病院
2008 年	名古屋共立病院
2012 年	愛知医療学院短期大学，助教
2016 年	聖隷クリストファー大学大学院博士後期課程修了
2016 年	国際医療福祉大学大学院成田保健医療学部，講師
2020 年	厚生労働省医政局医事課
2022 年	国際医療福祉大学，准教授

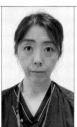

髙田亜紀
（たかだ あき）

1995 年	香蘭女子短期大学卒業
2004 年	医療法人光心会諏訪の杜病院看護部
2009 年	大分市医師会看護専門学校卒業
2018 年	一般社団法人日本腎臓リハビリテーション学会，代議員
2019 年	腎臓リハビリテーション指導士取得
2021 年	一般社団法人日本腎臓リハビリテーション学会指導士認定制度委員会，委員

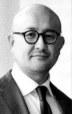

伊藤 修
（いとう おさむ）

1989 年	東北大学医学部卒業
1995 年	同大学大学院医学系研究科修了（医学博士取得）
1996 年〜98 年	米国ウィスコンシン医科大学生理学教室留学
1998 年	東北大学医学部附属病院第二内科
2003 年	同大学大学院医学系研究科内部障害学分野，助手
2007 年	同，講師
2009 年	同，准教授
2017 年	東北医科薬科大学リハビリテーション学，教授

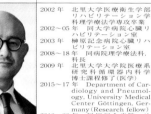

齊藤正和
（さいとう まさかず）

2002 年	北里大学医療衛生学部リハビリテーション学科理学療法学専攻卒業
2002〜05 年	同大学病院心臓リハビリテーション室
2003 年	榊原記念病院心臓リハビリテーション室
2008〜18 年	同病院理学療法科，科長
2009 年	北里大学大学院医療系研究科循環器内科学博士課程修了（医学）
2015〜17 年	Department of Cardiology and Pneumology, University Medical Center Göttingen, Germany（Research fellow）
2018〜20 年	榊原記念病院 リハビリテーション科，科長
2020 年	順天堂大学保健医療学部理学療法学科，准教授

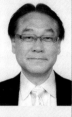

武居光雄
（たけい みつお）

1985 年	大分医科大学医学部卒業 信州大学医学部附属病院脳神経外科 相澤病院（リハビリテーション科，脳神経外科，救命救急科，麻酔科） 九州大学生体防御医学研究所附属病院気紳内科（循環器科，呼吸器科，リハビリテーション科）
1996〜2003 年	防衛医科大学校附属病院リハビリテーション科にて研鑽
2000 年	諏訪の杜病院開設（日本リハビリテーション医学会会専門医研修施設認定病院）
2007 年	共生の会：地域福祉作業所「工房あらよっ」設立
2012〜16 年	愛知医科大学医学教育センター，客員教授
2013 年	大分共和国ナクルHにて巡回診療開始
2014 年	多機能型事業所（就労移行支援・就労継続支援B型）へ移行
2016 年	ナイロビ市内にてメディカルセンター開設
2020 年	同リハビリテーションセンター開設，日本国政府内閣官房健康医療戦略室医療戦略アドバイザー

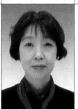

大川卓也
（おおかわ たくや）

2001 年	西日本リハビリテーション学院夜間部理学療法学科卒業
2001 年	医療法人（現社会医療法人）天神会リハビリテーション課
2019 年	腎臓リハビリテーション指導士取得
2022 年	社会医療法人天神会野伏間クリニック通所リハビリテーション

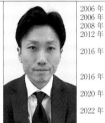

瀬戸由美
（せと ゆみ）

1981 年	福島女子短期大学（現福島学院大学短期大学部）食物栄養科業
1981 年	同食物栄養科調理研究室
1985 年	丸公食品（株）（まるこうしょくひん）
1998 年	（医）永仁会 永仁会病院栄養管理科
2006 年	日本女子大学家政学部食物科通信課程修了
2016 年	人間総合科学大学大学院心身健康科学修了
2021 年	食支援みんそら，代表 医療法人薬師会まるき内科クリニック

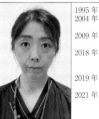

山縣邦弘
（やまがた くにひろ）

1984 年	筑波大学医学専門学群卒業 筑波大学附属病院，医員（研修医）
1990 年	（株）日立製作所日立総合病院腎臓内科
	同，主任医長
1999 年	筑波大学臨床医学系内科，講師
2001 年	同，助教授（血液浄化療法部）
2001〜04 年	University of Oregon, Institute of Molecular Biology, Research Associate
2004 年	筑波大学大学院人間総合科学研究科臨床医学系腎臓内科，助教授
2006 年	同大学大学院人間総合科学研究科疾患制御医学専攻腎臓病態医学分野，教授
2014 年	筑波大学医学医療系，臨床医学域長
2016 年	筑波大学附属病院，副病院長（総務・教育担当）
2018 年	同，副病院長（総務・医療安全担当）

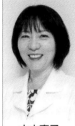

大山恵子
（おおやま けいこ）

1984 年	帝京大学医学部卒 帝京大学医学部第二内科
1986 年	同愛記念病院内科勤務
1988 年	両国駅前クリニック，腎センター長
2001 年	両国東口クリニック開設
2009 年	つばさクリニック開設 同，院長
2012 年	健康運動指導士・スポーツトレーナーによる透析患者向けの運動療法を開始
2013 年	メディカルフィットネスジム「T's Energy」を開設

Contents

腎臓疾患・透析患者の リハビリテーション診療

編集企画／諏訪の杜病院院長　武居光雄

Monthly Book

MEDICAL REHABILITATION No. 294/2023.11 目次

編集主幹／宮野佐年　水間正澄

読んでいただきたい文献紹介

　令和4年度保険診療改定で『透析時運動指導等加算』が認められた．今回の特集号はこれを算定する条件として日本腎臓リハビリテーション学会が開催した「腎臓リハビリテーションガイドライン講習会」をまとめたものである．今までに3回実施された講習会では最新情報も盛りこんでいるが，その基本となるガイドラインテキストを学会で作成している．

　1) 日本腎臓リハビリテーション学会編：腎臓リハビリテーションガイドライン，南江堂，2018.

　また，腎臓リハビリテーションの基本から解説した共著（上月正博先生編集）である下記テキストが医歯薬出版株式会社から出版されているので，基本から勉強されたい方は下記テキストをお読みいただきたい．

　2) 上月正博（編）（著）：腎臓リハビリテーション第2版，医歯薬出版，2018.

　包括的腎臓リハビリテーションのエビデンスを示している最新の文献としては，NEJM EVIDENCE から報告された

3) Anding-Rost K, et al：Exercise during Hemodialysis in Patients with Chronic Kidney Failure. NEJM EVIDENCE, 2(9), 2023.

をお読みいただけると幸いである．

2023年10月
武居光雄

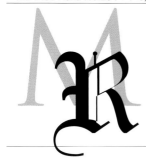

特集／腎臓疾患・透析患者のリハビリテーション診療

腎疾患の動向と包括的腎臓リハビリテーション

山縣邦弘*

Abstract　我が国の新規慢性透析導入患者の原疾患については，1980年代初頭には慢性糸球体腎炎が60％を超えて首位であったが，1998年に糖尿病性腎症が首位となり，2018年には高血圧，動脈硬化などの加齢による腎症とも言える腎硬化症が第2位となるなど，疾患構成の変化があった．一般に慢性糸球体腎炎，ネフローゼ症候群の発症は若年で多く，その治療では，安静，身体活動の抑制が有用とされてきた．しかし近年増加している糖尿病性腎症，腎硬化症などいわゆる生活習慣病とされる疾患では，原疾患の治療法，生活指導内容も大きく異なる．さらに近年の高齢者人口の増加とともに，フレイル，サルコペニア対策の重要性が認識され，加齢に伴う身体機能の低下対策は腎疾患患者においても重要性が増している．このような中で慢性腎疾患に対しての安静・運動制限は見直され，運動指導の必要性が認識された．食事指導においても，低蛋白食を中心とする食事摂取制限は見直され，適切な蛋白質摂取が，健康寿命の延伸のみでなく，腎機能障害の進行に対しても抑制的に働くことも示され，治療方針が大きく変化してきた．さらに透析患者にとっても，透析中に積極的な運動を施行することが，QOL改善，身体機能の改善に有効であることが明らかとなった．このような背景から，包括的リハビリテーションである腎臓リハビリテーションの普及の重要性が認識されてきた．

Key words　慢性腎臓病重症化予防（prevention of chronic kidney disease severity），加齢（ageing），末期慢性腎不全（end-stage kidney disease），身体機能（physical function），包括的腎臓リハビリテーション（comprehensive renal rehabilitation）

慢性糸球体腎炎から生活習慣病を原因とする腎疾患へ

図1に日本透析医学会の調査による我が国の末期慢性腎不全による新規維持透析導入患者の原疾患推移を示す[1]．1983年時点では透析導入原疾患の60％以上が慢性糸球体腎炎であった．慢性糸球体腎炎や一次性ネフローゼ症候群は将来的に慢性腎不全に進展する我が国の主要疾患として認識され，その初発症状が蛋白尿，血尿（いわゆるチャンス蛋白尿，チャンス血尿）であり，検診での検尿検査によるスクリーニングが早期発見と早期の管理体制の確立に必須と考えられていた．一般に運動

は，腎の血行動態，電解質バランス，尿蛋白排泄に影響を与えることが知られている．運動中は有効腎血漿流量（RPF）の減少を認め，激しい運動により腎血流量は最大25％減少する．その結果として糸球体濾過量（GFR）も減少する．また水利尿の低下と同時に，ナトリウム，塩素，カルシウム，リンなどの電解質の排泄も阻害され，糸球体の透過性亢進と尿細管での再吸収抑制により，糸球体性と尿細管性の双方の蛋白尿が認められる．これらの変化は健常者，腎疾患患者双方で同様と考えられてきた[2]．慢性糸球体腎炎やネフローゼ症候群は，発症機転に上気道を中心とする感染症が関与することが多く，蛋白尿の程度が運動や立位を

* Kunihiro YAMAGATA，〒305-8575　茨城県つくば市天王台1-1-1　筑波大学医学医療系腎臓内科学，教授

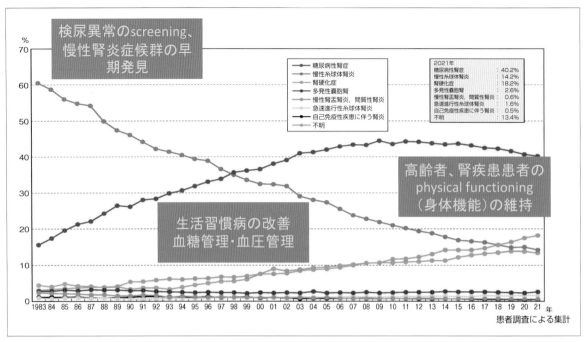

図 1. 維持透析患者の透析導入原疾患割合の推移　1983〜2021年

透析導入となる原疾患は若年者に多い慢性糸球体腎炎から中〜壮年期に多い糖尿病性腎症に
なり，近年では高齢者主体の腎硬化症の増加が著しく，フレイル，サルコペニア対策など
の身体機能の維持の重要性がとなえられている．

（文献1より引用）

継続することで増悪するとされてきた．これら事
実をもって，糸球体腎炎，ネフローゼ患者に対し
ては，感染予防を含め，尿所見のあるうちは安静
と運動制限を基本とする生活指導が実施されてき
た[3]．

　このような中で1970年代から我が国で実施さ
れた幼児，学校職域での検診における検尿検査は
一次性腎疾患の早期発見体制を確立させ，さらに
近年の生活管理，血圧管理，免疫抑制薬などの治
療法の進歩は慢性糸球体腎炎の寛解，腎機能悪化
スピードの鈍化により，腎不全に到達する年齢を
経年的に上昇させ，慢性糸球体腎炎による腎不全
患者の減少を実現させることに成功した[4]．その
結果1999年には我が国の透析導入原疾患の首位
は慢性糸球体腎炎から糖尿病性腎症に入れ替わっ
た．

　糖尿病性腎症の増加の背景には，食生活を含む
生活スタイルの欧米化，さらに最も人口の多い世
代であるベビーブーマー世代が壮年期にさしかか

り，高血圧，肥満，脂質異常症，糖尿病の有病率
の上昇の影響が大きい．そこで我が国でも中高齢
者の健康施策の必要性が認識されるようになっ
て，1978年からの第一次国民健康づくり対策にお
いて，老人保健法による40歳以上の全住民の健診
が開始され，さらに1988年からの第二次国民健康
づくり対策（アクティブ80ヘルスプラン）では，腎
機能の正確な評価法として，従来老人保健法で測
定されてきた血清尿素窒素（BUN）に代わり血清
クレアチニン検査を健診の採血項目に追加される
ようになった．その後2000年から健康増進法の制
定と特定健診＝メタボ健診が開始され，我が国の
健康政策は，生活習慣病対策中心のものに大きく
変貌していった．

　また世界的にも，新たに腎代替療法を開始する
患者は増加を続け（**図2**），このような末期慢性腎
不全患者の増加は患者の負担の増加のみならず，
社会の負担としても認識されるようになってき
た．さらに慢性腎臓病（chronic kidney disease；

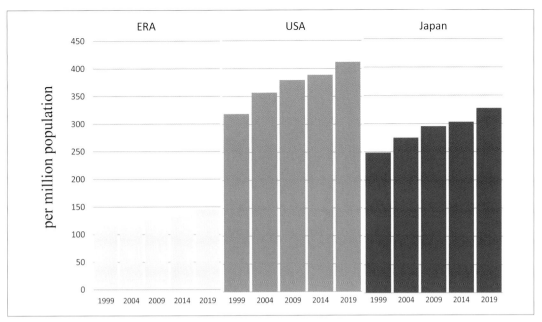

図 2. 日米欧の新規腎代替療法開始患者の 5 年ごとの推移

（文献 5 より引用）

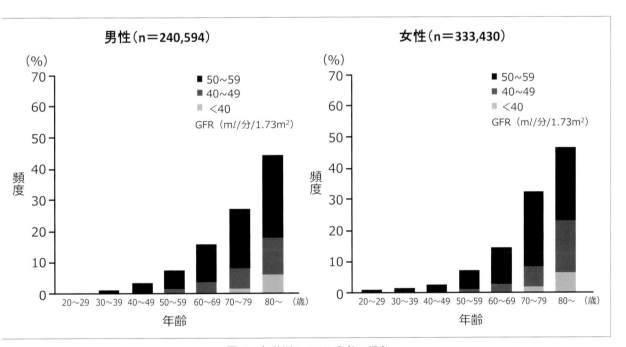

図 3. 年齢別の CKD 患者の頻度

男女とも，年齢が高くなるほど，CKD の患者頻度は上昇することが示された．
対　象：全国 10 の都道府県（北海道，山形県，福島県，茨城県，東京都，石川
　　　　県，大阪府，福岡県，宮崎県，沖縄県）で行われた 574,024 名の健診の
　　　　データ（男性 240,594 名，女性 333,430 名）
方　法：2005 年の国勢調査に基づき年齢別の CKD 患者頻度を推定した．
（日本腎臓学会：3. CKD の疫学. CKD 診療ガイド 2012　第 1 版, 11, 東京医学社, 2012. より引用）

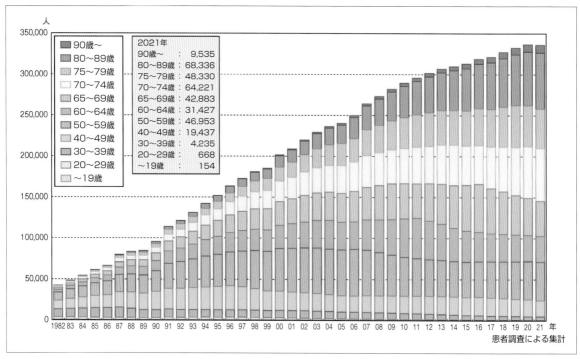

人

2021年	
90歳〜	： 9,535
80〜89歳	： 68,336
75〜79歳	： 48,330
70〜74歳	： 64,221
65〜69歳	： 42,883
60〜64歳	： 31,427
50〜59歳	： 46,953
40〜49歳	： 19,437
30〜39歳	： 4,235
20〜29歳	： 668
〜19歳	： 154

患者調査による集計

図 4. 慢性透析患者　年齢分布の年次推移　1982 年〜2021 年

（文献 1 より引用）

CKD）を持つことが末期慢性腎不全進展へのリスク以上に，従来の心血管疾患（cardiovascular disease；CVD）発症リスクとされた糖尿病や高血圧以上の CVD 発症リスクであることが報告され，CKD 対策の重要性がより強く認識された．近年の末期慢性腎不全に至る原因は，日本を含む先進国において共通で糖尿病腎症によるものが最も多く，次いで高血圧腎症（腎硬化症），慢性糸球体腎炎の 3 疾患である[5]．

糖尿病性腎症，腎硬化症，高齢者の腎障害が増加

我が国に 2015 年時点で 1,480 万人の CKD 患者がいることが推定されており，2005 年の推計より 160 万人増加した．増加理由は日本人の高齢者人口の増加が主因とされている[6]．図 3 は CKD の年齢別頻度を示したものである．腎機能は加齢と主に低下し，80 歳になると約 50％が eGFR 60 ml/分/1.73 m² よりも低下し，CKD と診断されることになる．国立社会保障・人口問題研究所による令和 2（2020）年国勢調査の確定数を出発点とする新たな全国将来人口推計によれば，65 歳以上の高齢

者人口は 2020 年の 3,584 万人から 2043 年には 3,897 万人まで増加が継続することが推計されている[7]．高齢者人口の増加から，当面の間，日本全体での人口減少にも関わらず，CKD 患者数は増加が続くことが予想される．また CKD が重症化し，腎代替療法を要する患者数は，日本透析医学会の調査によると 2021 年 12 月 31 日現在で 347,671 人おり，これ以外に腎移植が年間 2,000 人弱施行されており腎代替療法としての腎移植術後の患者が我が国には 3 万人程度生存していることが想定されている．このような腎代替療法施行中の末期慢性腎不全患者も図 4 に示す如く，高齢化が著しい．透析患者全体の増加と同時に，経年的に 70 歳以上の高齢透析患者が比率，人数ともに増加している．2021 年時点で我が国には 70 歳代男性の人口は 7,549,000 人とされ，70 歳代透析患者数は 74,244 人おり，70 歳代男性の 0.98％は維持透析中であった．女性では 70 歳代人口 8,815,000 人に対し，維持透析患者数は 38,307 人で，0.43％であった[1]．新規に腎代替療法を受ける患者の男女差はさらに大きく，2021 年全体で新

規透析導入患者の平均年齢70.38歳と70歳を超え，年々高齢化してきた．透析導入患者数は男性26,321人，女性11,640人と女性の2倍以上を男性が占める．この中で，70歳代男性は8,723人（0.12％），女性は3,589人（0.04％）でより男女差が大きくなっている[1]．70歳代男性に限れば100人に1人が維持透析を受けており，1,000人に1人が毎年新たに透析を導入されていることになる．導入患者の男女差の要因は原疾患による糖尿病性腎症，腎硬化症の比率が増えたことによる．この両疾患とも腎障害の重症化するものの男性比率が高く，高齢で男性の透析患者の増加は先進国共通の課題でもある[5]．

包括的リハビリテーションとは

糖尿病における血糖コントロールには生活習慣改善が必須で，中でも適度な運動習慣を持つことが重要であり，適度な運動の実施は，体重コントロールと相まって，血圧コントロールにも有用であることは周知の事実であった．このような中で，糸球体腎炎や慢性腎不全患者に対する運動は腎障害進展リスクとして認識されていたが，運動の腎保護効果に対する基礎研究の成果が報告され，腎疾患対策においても運動，生活習慣の改善の重要性が認識されてきた[8]~[10]．ヒト糸球体腎炎については運動療法が血圧の管理，脂質異常症の管理に有用であるばかりでなく，蛋白尿を減少させることなどの報告もあり，運動療法が筋肉量の維持，体力の維持がQOLや生命予後の改善にも有用であることが明らかとなり，糸球体腎炎についても，適度の運動をすることは，長期的に腎障害の悪化要因とならず，肥満の抑制，QOLの改善などの有用性が認識されるようになってきた[11]．近年の臨床データをもとにしたsystematic reviewにおいても運動，生活習慣の改善が腎機能の悪化，蛋白尿の改善にも有効であることが強く認識されるようになった[12]．さらに末期慢性腎不全で維持透析中の患者についても，運動指導の有用性が多く指摘されており，最近1,000人規模の前向きコントロール研究（クラスターランダム化比較試験）において，透析中の運動トレーニングを1年間にわたり実施したところ，コントロール群との比較で，透析中の有害事象は増やすことなく，60秒座位-立位繰り返し回数が運動トレーニング群では有意に増加し，QOLの改善も見られるなど，透析患者での有用性が報告されている[13]．我が国では維持透析患者に対し，2022年度より腎臓リハビリテーションガイドラインに則って透析中の運動を実施することによる，運動指導加算が診療報酬として収載された．

腎臓リハビリテーションとは「腎疾患に基づく身体的・精神的影響を軽減させ，症状を調整し，生命予後を改善し，心理社会的ならびに職業的な状況を改善することを目的として，運動療法，食事療法と水分管理，薬物療法，教育，精神・心理的サポートなどを行う，長期にわたる包括的なプログラム」として定義される[11]．重要な点は，単に運動指導を実施することではなく，適切な薬物治療に加え，栄養生活指導や精神的なケア，社会的なサポートを含む包括的なプログラムであり，腎疾患患者のQOLや身体機能を維持して，健康寿命の延伸を実現し，円滑な社会復帰を支えるために生活食事指導と適切な投薬と服薬管理，日常生活におけるサポートを実施することを含めた治療，サポートを行うことが腎臓リハビリテーションの本質である．このため，腎臓リハビリテーションの目的達成のためには，医師，看護師，理学療法士，管理栄養士，薬剤師，ソーシャルワーカーその他を含めたあらゆる医療職の共同作業が求められ，医療連携の実践が求められる．

文　献

1) 日本透析医学会統計調査委員会：わが国の慢性透析療法の現況（2021年12月31日現在）．日透析医学会誌，55(12)：665-723，2022.
2) 山縣邦弘：保存期慢性腎不全患者の生活制限．腎と透析，53(4)：499-503，2002.
3) 日本腎臓学会：腎疾患患者の生活指導・食事指導

に関するガイドライン. 日腎会誌, **39**：1-37, 1997.

4) Yamagata K, et al：Age distribution and yearly changes in the incidence of ESRD in Japan. *Am J Kidney Dis*, **43**：433-443, 2004.

5) Yamagata K：Trends in the incidence of kidney replacement therapy：comparisons of ERA, USRDS and Japan registries. *Nephrol Dial Transplant*, **38**(4)：797-799, 2023.
Summary 欧州, アメリカ, 日本という20年以上の歴史のある末期腎不全患者のレジストリーより, 新規腎代替療法開始となった患者の年次推移を比較. これら先進諸国では患者構成, 原疾患, 新規導入患者の増加傾向などに差がないことを示した.

6) Nagai K, et al：Estimating the prevalence of definitive chronic kidney disease in the Japanese general population. *Clin Exp Nephrol*, **25**(8)：885-892, 2021.
Summary 全国301自治体特定健診ならびに人間ドックの2014年度単年度受診者, 2013年, 2014年の連続受診者の結果をもとに, 2015年時点での我が国のCKD患者数を1,480万人(日本人成人の7人に1人)と推定し, 連続受診者の結果から真のCKD患者数は1,020万人であった.

7) 国立社会保障・人口問題研究所：日本の将来推計人口(令和5年推計)2023.〔https://www.ipss.go.jp/pp-zenkoku/j/zenkoku2023/pp_gaiyou.pdf〕

8) Kohzuki M, et al：Chronic effects of FR139317 and enalapril on renal failure rats with moderate exercise. *J Cardiovasc Pharmacol*, **31**(Suppl 1)：S486-S488, 1998.

9) Kohzuki M, et al：Renal protective effects of chronic exercise and antihypertensive therapy in hypertensive rats with chronic renal failure. *J Hypertens*, **19**(10)：1877-1882, 2001.

10) 上月正博：これまでの日本腎臓リハビリテーション学会：学会設立の背景を含めて. 日腎臓リハ会誌, **1**(1)：1-20, 2022.

11) 日本腎臓リハビリテーション学会：腎臓リハビリテーションガイドライン, 2018.

12) Kelly JT, et al：Modifiable Lifestyle Factors for Primary Prevention of CKD：A Systematic Review and Meta-Analysis. *J Am Soc Nephrol*, **32**(1)：239-253, 2021.
Summary CKD発症・進展予防のためのエビデンスに基づく生活習慣の推奨を2,755,719人が参加した104の研究から検討した. 食事からのカリウム摂取量, 野菜摂取量の多さ, 食塩摂取量, 身体的活動が活発であること, 現在および過去に喫煙飲酒しない場合などの生活習慣との関連を示した.

13) Anding-Rost K, et al：Exercise during Hemodialysis in Patients with Chronic Kidney Failure. *NEJM Evid*, 2(9), 2023.
Summary 血液透析を受けている腎不全患者917例(介入群 n=446；通常ケア n=471)に透析中の運動介入を実施し, 12か月後の60秒間椅子立ち上がり回数が通常ケアと比較して有意に改善を確認した.

MB Med Reha **No.294**：**7-14**, 2023

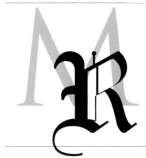

特集／腎臓疾患・透析患者のリハビリテーション診療

慢性腎臓病(CKD)の概念と病態生理

安藤康宏*

Abstract　腎臓は尿産生以外にも多様な機能を持つが，その機能は加齢を含め様々な原因で次第に低下し，長寿国日本では2人に1人が一生のうちに慢性腎臓病(CKD)になる．CKDは症状なく進行し，だるさや食欲低下が見られれば末期腎不全，尿毒症を疑う．そして無症状のうちから重篤な心・脳血管障害のリスクがすでに高まっているので，腎機能検査による早期発見が重要である．CKDの2大リスクファクターは高血圧と糖尿病であり，メタボリック症候群，喫煙などもリスクとなる．すなわちCKDも生活習慣病の1つと言える．治療として腎機能保護や心血管合併症防止のための各種薬物療法が行われ，尿毒症期に至ると透析療法や腎移植など腎代替療法が検討される．しかしCKDにおいては腎臓保護のための食事や運動に関する生活習慣の修正が予防と治療の基本であり，腎臓リハビリテーションとしての包括的な取り組みが求められている．

Key words　慢性腎臓病(chronic kidney disease；CKD)，腎機能(kidney functions)

はじめに

医療界では腎臓・透析関係の医療従事者に限らずかなり慢性腎臓病(CKD)の認知が広まってきているが，国民レベルの認知度はまだまだ不十分である．後述のように日本で推定1,300～1,500万人，成人7～8人に1人と膨大な患者数であり，一生のうちにほぼ2人に1人が罹患する[1)2)]というがん同様の高い生涯罹患リスクにもかかわらず，認知度が低く，無症状のまま進行するために早期発見が困難で，気づかないうちに罹患し悪化させしまう人の方が多いことから，CKDは保健と医療上の大きな課題となっている[1)3)]．

本稿では，リハビリテーション医療に関わるコメディカル，パラメディカルスタッフが患者や一般の方々に説明する場面を想定して，CKDの要点を簡潔に解説する．

腎臓の機能とCKDの概念

インゲン豆を英語で腎臓型の豆，キドニービーン(kidney bean)といい，モツ料理では腎臓をマメと言う通り，腎臓は豆の形をしている．人間ではほぼ拳大で上部腰椎の左右に1つずつあるが，肝臓や脾臓のように腹膜で覆われた腹腔内ではなく，腹膜の背側に位置する後腹膜臓器である．心臓や肺と違って腎臓は肝臓とともに普段その存在を意識することがない沈黙の臓器だが，「かんじん」という言葉を本来「肝腎」と漢字表記する(肝心とするのは当用漢字制定後の当て字)ことからもわかるように，その重要性は古来認知されていた．

腎臓は尿産生の過程で，過剰な水分や窒素系老廃物を排泄するだけでなく，体液電解質組成の調節，造血，血圧調節，骨代謝など様々な機能を担っている(**表1左**)．

* Yasuhiro ANDO，〒329-2763　栃木県那須塩原市井口537-3　国際医療福祉大学病院予防医学センター，副センター長

表 1. 主要な腎機能とその低下による病態

腎機能	腎機能低下による病態
1. 体液平衡 （体液の量・組成維持） ⇒	体液の量や組成の異常 • 夜間多尿（尿濃縮能低下） • 溢水〜血圧上昇（水・ナトリウムの貯留） • 高カリウム血症（K 排泄低下） • 高リン血症（リン排泄低下） • アシドーシス（酸排泄低下）
2. 老廃物排泄 （窒素化合物など） ⇒	老廃物蓄積（窒素化合物など） • 高窒素血症（尿素，クレアチニン，尿酸の蓄積） • β_2-ミクログロブリン，ポリアミンなどの尿毒物質の蓄積
3. 内分泌機能 1）エリスロポエチン分泌 ⇒	内分泌機能の障害 エリスロポエチン分泌低下 • 腎性貧血
2）レニン分泌	レニン分泌亢進（レニン・アンジオテンシン系活性化） • 腎性高血圧
3）ビタミン D 活性化	ビタミン D 活性化障害 • CKD-MBD（mineral bone disorders）： 　続発性副甲状腺機能亢進症，骨異栄養症，異所性石灰化

　突然 2 つの腎臓の機能が廃絶して完全無尿になるような劇症の急性腎不全では，治療なしでは 1 週間程度で昏睡や心肺不全を経て死に至る．一方慢性腎炎や動脈硬化・糖尿病などでゆっくりと腎機能が低下していく場合には貧血や高血圧，骨代謝異常（**表 1 右**），そして心疾患，脳卒中，さらにはフレイルの進行など様々な合併症が複合的・連鎖的に引き起こされる．しかしそれらのほとんどはかなり腎機能低下が進行しない限りはっきりした自覚症状を現さない．慢性腎臓病（CKD：Chronic Kidney Disease）とはこのような慢性の経過で進行する腎機能低下とそれに伴う複合病態を包含した疾患概念である[1]．

CKD の診断基準

　CKD の診断基準は**表 2**に示すように極めてシンプルである[1]．このうち 2 に記された「糸球体濾過量（GFR）」（**表 3**）が腎機能の中核的かつ定量的指標であり[4]，**表 1**にあるような腎機能低下に伴う各種病態は，この GFR の低下に伴って順次出現し顕在化する．

CKD の概念と疫学

　数か月ないし年単位の経過で緩徐に進行する慢性の腎障害は様々あるが，従来は慢性糸球体腎炎，糖尿病性腎症，高血圧性腎硬化症などの病因診断とそれに基づく個別治療が重視されていた．もちろん原因によって特有の病像や治療法があるので病因の確定は重要だが，透析や腎移植が必要となる末期腎不全への進行リスクや心臓・脳血管障害のリスク，あるいは貧血，代謝異常などに関しては，前述の GFR とアルブミン尿の 2 つが共通する強い規定因子であることがわかってきた[1]．

　すなわち GFR が低いほど，またアルブミン尿が多いほど末期腎不全に至るリスクも合併症のリスクも高くなる．そこで**表 2**にあるように各種慢性腎疾患を病因を問わず CKD として包括し，腎障害の重症度や治療効果もこの 2 つの共通指標で評価することとなった．

　表 4はヒートマップと言い，GFR を G1 から G5，アルブミン尿を A1 から A3 に区分し，CKD の重症度と合併症や進行リスクを熱（ヒート）の色のイメージで表している．このうち G3a 以上または A2 以上のいずれかに該当すると CKD と診断される（**表 2**）．そして 1,330 万人（日本の成人 8 人に 1 人），あるいはより最近の調査では 1,480 万人，7 人に 1 人という推定患者数は，国内の多数施設での健康診断のデータから年齢層別に CKD の頻度を求め，国民の年齢構成に合わせて算出した数字である[2]．

表 2. CKD（chronic kidney disease，慢性腎臓病）の診断基準

> 1．尿，血液検査，画像診断，または病理検査上の腎障害
>   尿蛋白（アルブミン尿）が代表指標だが，糸球体性血尿や尿細管障害（尿中 NAG（N-ア
>   セチルグルコサミニダーゼ）上昇）なども含む．
> 2．糸球体濾過量（GFR；glomerular filtration rate）が 60 mℓ/分/体表面積 1.73 m² 未満
> 1 または 2 が 3 か月以上持続する状態を CKD とする．
> DKD*，腎硬化症，慢性糸球体腎炎，多発性嚢胞腎，急速進行性糸球体腎炎など，腎障害
> の病因を問わない．

*DKD（diabetic kidney disease）：糖尿病と合併した慢性腎障害の総称

表 3. 糸球体濾過量（GFR）とその代用指標 eGFR[4]

> **■糸球体濾過：**
> • 腎臓には心拍出量の 1/5 に相当する毎分約 1 ℓ の血液が送り込まれ，糸球体で毎分 100 mℓ ほどを休
>   みなく濾過されている（糸球体濾過）．腎臓の機能は多岐にわたるが，その中核は大量の血液を休みな
>   く濾過し，老廃物の排泄や体液量と電解質平衡状態を維持することである．したがって糸球体濾過量
>   が腎機能の基本指標となる．
>
> **■糸球体濾過量：**
> • 血清が糸球体で濾過されて産生される原尿の量（mℓ/分/体表面積 1.73 m²）
> • 実測できないので代用マーカーとしてイヌリンを静脈投与し以下のように GFR を求める．
>
> **■イヌリン：**血清に溶解し，血清蛋白に結合せず糸球体で自由に濾過され，尿細管以降で再吸収されな
>   い多糖で，糸球体で濾過された全量が最終尿中に排泄される．したがって血清と尿中イヌリン濃度と
>   分時尿量から求めたイヌリンクリアランスが GFR の標準値となる．
> 糸球体で濾過されたイヌリン量＝血清イヌリン濃度×GFR＝尿中イヌリン濃度×尿量
>
> $$GFR = \frac{尿中イヌリン濃度 \times 尿量}{血清イヌリン濃度}$$
>
> **■eGFR（推算 GFR）：**クレアチニンや小分子蛋白シスタチン C の血清濃度は GFR と逆相関するので，
>   これらの血清濃度のみから体表面積 1.73 m² あたりの GFR を推算した近似値（民族，性別，年齢で補
>   正，eGFRcre・eGFRcys）を推算 GFR（eGFR；estimated GFR）と言う．精度は低いが簡便である
>   ため臨床の場での腎機能の指標として eGFRcre が標準的に用いられる．eGFRcre と eGFRcys の
>   平均値は eGFRcre よりやや精度が高くなる．

表 4. CKD の重症度分類（ヒートマップ）

原疾患		蛋白尿区分		A1	A2	A3
糖尿病性腎臓病		尿アルブミン定量（mg/日）		正常	微量アルブミン尿	顕性アルブミン尿
		尿アルブミン/Cr 比（mg/gCr）		30 未満	30〜299	300 以上
高血圧性腎硬化症 腎炎 多発性嚢胞腎 腎移植 不明 その他		尿蛋白定量（g/日）		正常	軽度蛋白尿	高度蛋白尿
		尿蛋白/Cr 比（g/gCr）		0.15 未満	0.15〜0.49	0.50 以上
GFR 区分（mL/分/1.73 m²）	G1	正常または高値	≧90			
	G2	正常または軽度低下	60〜89			
	G3a	軽度〜中等度低下	45〜59		20 歳以上で	
	G3b	中等度〜高度低下	30〜44		推定 1,330〜1,480 万人	
	G4	高度低下	15〜29			
	G5	高度低下〜末期腎不全	<15			

重症度は原疾患・GFR 区分・蛋白尿区分を合わせたステージにより評価する．CKD の重症度は死亡，末期腎不全，
心血管死亡発症のリスクを緑 ■ のステージを基準に，黄 ■ ，オレンジ ■ ，赤 ■ の順にステージが上昇す
るほどリスクは上昇する． （KDIGO CKD guideline 2012 を日本人用に改変）

（日本腎臓学会編：エビデンスに基づく CKD 診療ガイドライン 2023，p. 4，表 2，2023 より引用改変）

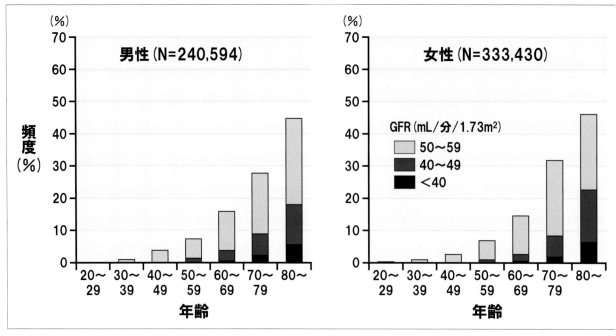

図 1. CKD の年齢別有病率
(日本腎臓学会編：CKD 診療ガイド 2012, p.11, 図 7, 2012. より引用)

なお 7〜8 人に 1 人と言っても残りの 6〜7 人が生涯 CKD を免れるわけではない. **図 1** に示すように高齢ほどハイリスクで, 80 歳以降ではほぼ 2 人に 1 人が CKD となる. すなわち男女とも 80 歳を越える日本人の平均寿命や, 90 歳に迫る高齢者の平均余命からすると, CKD の生涯罹患リスクはがん同様ほぼ 50% と認識すべきである.

CKD の症状

CKD の膨大な患者数と高い罹患リスクを知ると, 沈黙の臓器ではあっても誰もが自分の腎臓の機能が気になることだろう. ここで医療従事者として患者や一般住民に伝えるべきなのは,
"CKD は体調や自覚症状ではわからない" という点である.

マスメディアやネットで, むくみ, だるさ, 食欲低下や吐き気, などなど腎臓病の自覚症状についての情報を目にすることは少なくない. 無論こういった症状があったら CKD を疑うこと自体は問題ないのだが, これらは CKD に特有ではなく症状だけで CKD と診断することはできない. そしてそれ以上に懸念されるのは,「これら巷で言われる腎臓病の徴候がなければ腎臓は大丈夫」と考えてしまう可能性である.

CKD で自覚症状が出てくるのは通常 G4 ステージ, すなわち GFR が正常の 1/3 以下になってからであり, だるさや吐き気があれば, G5 ステージ, すなわち腎不全末期の尿毒症症状を疑う必要がある. また GFR の低下自体ではむくみは出ないし, 尿量も腎機能は全く反映せず, 最後まで尿量が減らない CKD が圧倒的多数である. そして全く自覚症状のない段階の CKD でも, 心筋梗塞や脳卒中などの重篤な合併症のリスクはすでに高まっており, 事実 CKD が進行するにつれて透析療法や腎移植に至る以前にこういった心血管系の重篤な合併症で死亡が相当数に上る. 高血圧・糖尿病・がんなどと同様, 自覚症状による自己診断は無理・無謀であることを強調しておきたい.

CKD のリスク因子

自覚症状は当てにならない一方, CKD は血清クレアチニン濃度と尿蛋白濃度という一般的検査で簡単に早期発見でき, 重症度や進行リスクの評価が可能である. **表 5** に挙げたような CKD の危

表 5. CKD ハイリスク群

・過去に腎障害を指摘された人
◎糖尿病：糖尿病性腎症が透析導入の原疾患として最多
◎高血圧：高血圧による腎硬化症は増加の一途で最近は透析導入の原疾患の第 2 位
・メタボリックシンドローム
・喫煙者
・高齢者：80 歳台の 2 人に 1 人は CKD
・腎毒性薬剤の常用：特に NSAIDs（非ステロイド系消炎鎮痛薬）

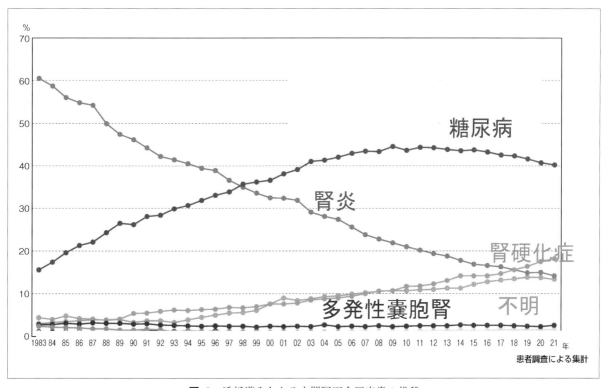

図 2. 透析導入となる末期腎不全原疾患の推移

（文献 1 より改変転載）

険因子（特に糖尿病・高血圧）があり[1]，まだ腎機能検査を受けたことがない方が周囲にいたら，ぜひかかりつけの医療機関や検診でのチェックをおすすめしていただきたい．

　この表5から明らかなように，CKD の発症あるいは進行の主要なリスクの多くは生活習慣ないし生活習慣病である．すなわち CKD 自体も生活習慣病と言える．糖尿病と高血圧が特に重要なリスク因子であることは近年の我が国の透析療法が必要となる CKD 原因疾患の推移（図 2）を見てもよくわかる．かつては腎炎による末期腎不全が圧倒的に多かったのだが年々減少し，代わりに糖尿病性腎症が増加し筆頭原因となっている．さらに最

近は高血圧性腎硬化症が増加し腎炎を上回って第 2 位になっている[5]．

CKD の治療（図 3）

　CKD は末期腎不全（尿毒症）になるまでは特有の自覚症状がないまま進行し，しかも無症状でも脳卒中や心筋梗塞など重篤な疾患のリスクが高いという厄介な病気だが治療可能である．

　治療内容は CKD の原因や病期（重症度），そして併存疾患・合併症や生活環境，年齢などによって異なるので，1 人 1 人経過を見ながら本人と医療チームの相談（共同意思決定（shared decision making：SDM））で各種治療を組み合わせていく

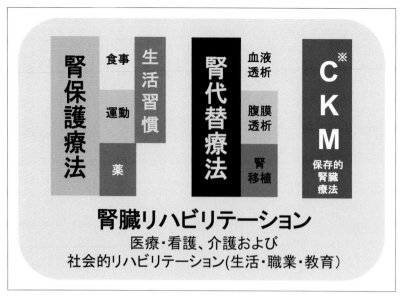

図 3. CKD の治療法
*CKM：conservative kidney management

表 6. 薬物療法

降圧薬
• RAS 阻害薬(レニン・アンジオテンシン系阻害薬)
• 一部カルシウムチャンネル阻害薬
抗血小板薬
その他の代謝改善薬
• SGLT2 阻害薬(人為的な腎性糖尿)…DM 治療＋心保護＋腎保護
• 脂質異常治療薬
• 高尿酸血症治療薬
• 活性ビタミン D
• エリスロポエチン, ESA(赤血球造血刺激因子製剤)
• 高リン血症治療薬
• 経口活性炭吸着薬
• 重曹など代謝性アシドーシス治療薬

が，基本的には腎機能を保護する治療(腎保護療法)と腎機能を肩代わりする治療(腎代替療法)に大別される(図3).

またこのような治療の区分けには入らないが，生活者としての患者という視点に立っての，様々な生活の障害に対する社会的リハビリテーションとして，医療・看護・介護的な支援が必要であることもしばしばであり，これらも広義のCKDの治療に含まれる(図3)[3].

腎保護療法は食事，運動，薬物が主体で，前2者の生活習慣是正は治療のみならず発症予防においても重要な基本項目である(後述).

薬物療法(表6)は，高血圧，糖尿病や腎炎など

CKD の原因疾患の治療薬以外に，心臓・血管保護のための降圧や血流改善，尿蛋白減少，腎の負担となる代謝異常(ナトリウム・糖・脂質・尿酸・アシドーシスなど)の是正を目的とした薬剤が基本となる．これらの中で特に重要なのは RAS 阻害薬(レニン・アンジオテンシン系阻害薬)と SGLT2 阻害薬(sodium-glucose cotransporter 2 阻害薬)である．本来前者は降圧薬，後者は血糖降下薬だが，高血圧・糖尿病の有無にかかわらずCKDの進行を有意に抑制し，心血管系合併症のリスクを減らすことがわかってきた[1].

これらに加えてG3b以降の進行したCKDでは，必要に応じて腎性貧血，骨ミネラル代謝異常，高

表 7. 末期腎不全の治療

■腎代替療法(KRT)の種類
　　血液透析(HD)
　　腹膜透析(PD)
　　腎移植
■CKM(conservative kidney management；保存的腎臓療法)

これらの治療方法選択は，SDM(shared decision making)，あるいはACP(advance care planning)が前提となる(本文「CKDの治療」の章参照).

表 8. 透析導入基準

以下の点数合計が60点以上であれば透析導入が必要※
(1) 尿毒症の症状・所見
　1. 水の貯留(むくみ・胸に水が溜まる)
　2. 酸塩基電解質異常(高カリウム血症，酸の貯留)
　3. 消化管の症状(吐き気・嘔吐・食欲不振)
　4. 心臓の症状(呼吸困難・息切れ・心不全・著明な高血圧)
　5. 神経の症状(意識混濁・けいれん・しびれ)
　6. 血液の異常(貧血・出血が止まりにくい)
　7. 目の症状(目がかすむ)
　このうち3つ以上＝30点，2つ＝20点，1つ＝10点
(2) 腎機能
　・持続的に血清Cr 8 mg/d/以上，あるいはクレアチニンクリアランス(Ccr) 10 m/min 以下＝30点
　・血清Cr 5〜8 mg/d/(Ccr 10〜20 m/min 未満)＝20点
　・血清Cr 3〜5 mg/d/未満(Ccr 20〜30 m/min 未満)＝10点
(3) 日常生活の障害の程度
　・起床できない(高度)＝30点
　・著しい制限(中等度)＝20点
　・運動・労働ができない(軽度)＝10点

※簡単に言うと，CKD G4〜5ステージで尿毒症による症状と
　腎機能障害による生活障害が見られる場合に透析導入を判断する.

カリウム血症，高尿酸血症，代謝性アシドーシスなどの合併症の治療薬が加わる.

　腎保護療法だけでは対応できない末期腎不全(尿毒症期)のCKDには腎代替療法が適応となる(**表7**)．なくてはならない肝腎要の臓器ではあるが，幸いなことにその腎臓の肩代わりをする腎代替療法(**図3**)は他臓器に比べるとかなり進歩し普及している.

　そして代替療法選択の際には，腎保護療法の継続と緩和医療・ケアを含めた保存的腎臓療法(conservative kidney management；CKM)(**図3**)について情報提供したうえで，本人，家族，医療チームの間で入念に検討し，SDMを行う[1]．なお透析導入の時期は**表8**に示したような基準に基づいて判断される[3].

　またCKDの治療法の選択のみでなく，人生の終末期までの展望に基づいた療養やリハビリテーション，生活を含めた包括的なケアやそのプランについても本人の意思を尊重したうえで適切な情報提供と支援を継続する必要がある(advance care planning；ACP)(**表7**).

透析合併症

　腎代替療法としての透析療法を長期継続する間には，**表1**にあるような合併症に加えて透析合併症として総称されるような様々な病態が出現し得る(**表9**)[3]．中でも心血管系合併症と感染症は透析患者の筆頭死因である．また我が国の透析患者は70歳以上が半数で，栄養障害やフレイル(身体的，心理的，社会的)が高率である．これらは死因と密

表 9. 主な透析合併症

```
 1. 腎性貧血
 2. CKD-MBD
 3. 脳心血管合併症（心腎連関）…透析患者の主要死因
    血圧異常（高血圧・低血圧）
    動脈硬化・石灰化
    心不全
    心筋梗塞・脳卒中・末梢動脈疾患（PAD）
 4. 感染症…心血管障害と並ぶ透析患者の主要死因
 5. 低栄養
 6. フレイル・認知症 ──────→ 腎臓リハビリテーションの重要課題
 7. ポリファーマシー
 8. 不均衡症候群
 9. バスキュラーアクセストラブル
10. 透析関連アミロイド症…手根管症候群・骨嚢胞
11. 腹膜透析（CAPD）関連合併症…腹膜機能不全，被嚢性腹膜硬化症，感染症
```

接に結びついているのみならず，生活の質や自律（自立）の大きな障害となっており，従来の治療医学だけではなく，リハビリテーション的な介入と支援の必要性が高まってきており，腎臓リハビリテーションの重要な課題である[3]．

CKD の予防

CKD の生涯罹患リスクは 50% の生活習慣病であるから，予防の第一は生活習慣の是正である．実際適正な飲食・運動・禁煙を維持することで CKD の発症リスクを半減できるという，我が国での調査結果も報告されている[6]．またすでに CKD に罹患している場合も，生活習慣の見直しは進行を遅らせ，薬物療法の効果を高めるうえで大事なポイントになる．

適切な食事と運動の習慣化は，リハビリテーションないしプレハビリテーションとしての介入や支援の効果が期待される分野であり，本特集号のそれぞれの稿をご覧いただきたい．

文 献

1) 日本腎臓学会編：エビデンスに基づく CKD 診療ガイドライン 2023，東京医学社，2023．
   Summary 我が国の CKD 診療のガイドラインで前回の 2018 年版から，2023 年 6 月に改訂された．

2) Nagai K, et al：Estimating the prevalence of definitive chronic kidney disease in the Japanese general population. *Clin Exp Nephrol*, 25 (8)：885-892, 2021.
   Summary 2005 年に報告された疫学調査で 1,330 万人（成人 8 人に 1 人）と推計された我が国の CKD 患者数だが，2014～15 年に同様の方法で再調査すると，高齢化の進行で 1,480 万人（成人 7 人に 1 人）に増加していることが推察された．

3) 上月正博（編）（著）：腎臓リハビリテーション 第 2 版，医歯薬出版，2018．
   Summary 腎臓リハビリテーションに関する情報を網羅した基本資料であり，文献 1 と並んで本稿で解説する CKD の概念や病態生理に関する詳細な情報が掲載されている．

4) 安藤康宏：腎機能の評価法，11-17，中外医学社，2023．
   Summary 腎機能の中核指標である GFR（糸球体濾過量）と，その簡易指標である eGFR（推算GFR）についての解説．

5) 日本透析医学会：「わが国の慢性透析療法の現況（2021 年 12 月 31 日現在）」．透析会誌，55：665-723，2022．

6) Wakasugi M, et al：A combination of healthy lifestyle factors is associated with a decreased incidence of chronic kidney disease：a population-based cohort study. *Hypertension Res*, 36：328-333, 2013.

MB Med Reha No.294：15-22, 2023

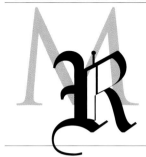

特集／腎臓疾患・透析患者のリハビリテーション診療

食事・栄養療法

瀬戸由美*

Abstract　血液透析患者における食事療法の基本は体蛋白の異化亢進を抑えるための十分なエネルギー摂取および尿毒症物質が過剰に産生されない適度なたんぱく質摂取である．個々の患者に適した食事療法を行うためには栄養アセスメントを実施し，栄養状態を確認する必要がある．栄養状態が良好な患者には運動療法を開始できるが，栄養状態が不良な患者には栄養改善を優先するか別メニューを用意する．嚥下障害を有する患者には口腔リハビリテーションも考慮する．また，透析患者で高頻度に認められるサルコペニアを合併した患者に対する運動療法の開始に際して，特にエネルギー不足にならないように注意する必要がある．このように，腎臓リハビリテーションにおいて食事療法と運動療法は，まさに車の両輪と言える．

Key words　栄養状態(nutritional status)，食事管理(dietary management)，サルコペニア(sarcopenia)，血液透析(hemodialysis)

腎臓リハビリテーションにおける食事療法

血液透析患者における食事療法の基本は十分なエネルギー摂取と適度なたんぱく質摂取である．その他，栄養摂取基準[1]には，カリウム，水分，食塩，リンの項目が記されている．また，摂取基準には示されていないが脂質も重要な栄養素であるため日本人の食事摂取基準2020年版をもとに考えてみる．血液透析患者の食事療法は，現在，日本腎臓学会のガイドライン「慢性腎臓病に対する食事療法基準2014年版」を参考にするとよい（**表1**）[1]．

透析患者の食事療法において重要なことは，患者がエネルギーとたんぱく質の摂取不足に陥らないようにすることである．そのためには，体重の経過などを確認することが有効である．また，筋肉の減少や身体機能の減少によって起こるサルコペニアの予防にもつながる．

食事療法を行うためにまず透析患者の栄養状態の評価が必要である．栄養評価は栄養スクリーニングを行い栄養リスクのある患者を抽出し，栄養アセスメント法を用いて栄養状態を評価することが一般的である．その際，栄養評価法は再現性に優れた方法を選ぶことが大切であり，その結果を腎臓リハビリテーションに利用するとよい．

血液透析患者の食事管理

1．食事療法基準

慢性腎臓病に対する食事療法基準2014年版[1]を踏まえ，血液透析患者における食事療法の基本となるのは，① 十分なエネルギー摂取，② 適度なたんぱく質摂取，③ カリウム，リンなどの電解質のバランスを崩さない食事の工夫，④ 体重増加を防ぐための食塩制限の4つである．これらに加えて，総エネルギー摂取量に対する炭水化物・たんぱく質・脂質の割合を考慮することは，日々の食事か

* Yumi SETO，食支援みそら，代表／〒989-5625 宮城県栗原市志波姫堀口十文字1-1　医療法人薬師会まるき内科クリニック

表 1. CKD ステージによる食事療法基準(CKD ステージ 5D)

ステージ 5D	エネルギー (kcal/kgBW/日)	たんぱく質 (g/kgBW/日)	食 塩 (g/日)	水 分	カリウム (mg/日)	リ ン (mg/日)
血液透析 (週 3 回)	30〜35[注1,2]	0.9〜1.2[注1]	<6[注3]	できるだけ少なく	≦2,000	≦たんぱく質(g)×15
腹膜透析	30〜35[注1,2,4]	0.9〜1.2[注1]	PD 除水量(L)×7.5 +尿量(L)×5	PD 除水量+尿量	制限なし[注5]	≦たんぱく質(g)×15

注 1) 体重は基本的に標準体重(BMI=22)を用いる.
注 2) 性別, 年齢, 合併症, 身体活動度により異なる.
注 3) 尿量, 身体活動度, 体格, 栄養状態, 透析間体重増加を考慮して適宜調整する.
注 4) 腹膜吸収ブドウ糖からのエネルギー分を差し引く.
注 5) 高カリウム血症を認める場合には血液透析同様に制限する.

(文献 1 より引用)

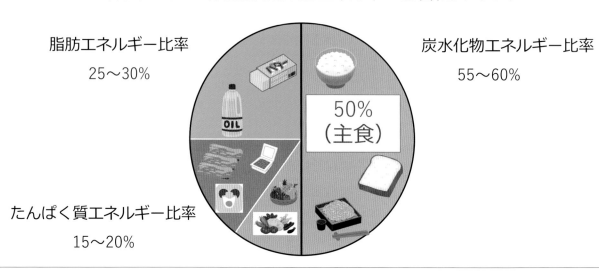

エネルギーの50%が主食であればエネルギーを確保しやすい。

脂肪エネルギー比率
25〜30%

炭水化物エネルギー比率
55〜60%

50%
(主食)

たんぱく質エネルギー比率
15〜20%

図 1. 血液透析患者の食事量の目安

(日本人の食事摂取基準 2020 年版をもとに作成)

ら栄養素の摂取量を適正化するうえで配慮する. **図 1** 脂質については, 様々な種類の脂質をバランスよく摂取することが大切であり, 日本人の食事摂取基準 2020 年版が参考になる.

体重増加率が低い患者では, 食事量が少ないのではないかと疑い, 食事内容の確認と体重や体組成の経過観察を通じて, 食事摂取が少ない場合は食事量をアップさせ, 体重および骨格筋の減少を予防することも大切となる. 血液透析患者では, 透析日の活動量が非透析日に比べて少なくなるため, 食事量も少なくなりやすい[2]. 加えて, 尿毒症の蓄積, 炎症, 栄養摂取不足, 代謝亢進, 酸化ストレス, 代謝性アシドーシスおよび糖尿病の合併によるインスリン抵抗性など, 低栄養状態になりやすいことから注意が必要である[3].

1)エネルギー

摂取エネルギーは標準体重あたり 30〜35 kcal/日である. エネルギー不足はたんぱく質の異化を亢進させるためしっかり摂取させる. エネルギー比率から考えると, 主食から約 50%エネルギーを取れるとエネルギーを確保しやすい(**図 2**).

2)たんぱく質

血液透析患者のたんぱく質の摂取基準は, 0.9〜1.2 g/kg BW/日となっており, 体重は標準

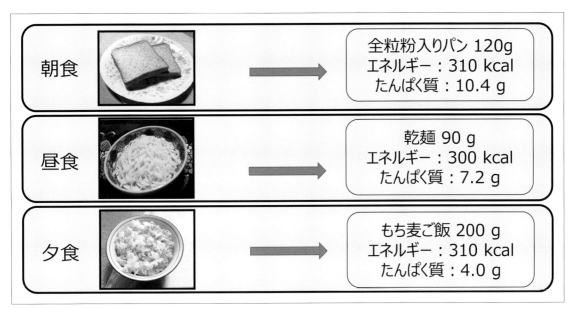

朝食 → 全粒粉入りパン 120g
エネルギー : 310 kcal
たんぱく質 : 10.4 g

昼食 → 乾麺 90 g
エネルギー : 300 kcal
たんぱく質 : 7.2 g

夕食 → もち麦ご飯 200 g
エネルギー : 310 kcal
たんぱく質 : 4.0 g

図 2. エネルギーが 50%が主食の目安量

（文献 4 をもとに作成）

体重（BMI＝22）を用いる．透析患者では，透析療法中の透析液へのアミノ酸・たんぱく質の漏出が異化亢進の要因の 1 つであるため，十分なエネルギー摂取とともに，1 日の食事のたんぱく質に占める動物性たんぱく質が少なくならないように考慮し，アミノ酸スコアの高い食品[4]を選択する．

3）カリウム

高カリウム血症は不整脈などの合併症が起こるため，カリウムの多い食品の過剰摂取は避ける．また，体蛋白の異化亢進時にも血中のカリウムが上昇するため，日頃からエネルギーを十分摂取することが高カリウム血症の予防には重要である．その一方，カリウムを多く含む食品である野菜や果物には食物繊維やビタミンなども多く含まれているので過度に制限をすることは望ましくない．近年では，血液透析患者においてこれらの食品の摂取がアシドーシスや腸内環境の悪化の改善につながることから，それぞれの患者の血中カリウムの値を確認しながら，適度に野菜や果物を取り入れることを意識してほしい．加えて，カリウムのコントロールに関する報告として，血液透析患者を対象とした週 2 回の有酸素運動が，インスリン抵抗性の改善，骨格筋への取り込み上昇，汗からの喪失によりカリウムを減少させたことが報告されている[5]．適度な運動もカリウムのコントロールには有用である可能性がある．運動療法が血液透析患者の食事管理の一助となることも，腎臓リハビリテーションの分野において期待される．

4）リン

慢性腎臓病に伴う骨・ミネラル代謝異常（CKD-MBD）に関連がある栄養素の 1 つがリンである．リンはたんぱく質の多い食品に多く含まれており[6]，高リン血症の抑制には過剰なたんぱく質摂取ではなく適量のたんぱく質摂取が重要である．1 つの目安はリン／たんぱく質比でありこの比率の高い食品を避ける．たんぱく質にリンが多く含まれている食品として，肉類，魚介類，卵類，乳製品，納豆や豆腐などがある．また，食品に含有しているリンには，食品由来の有機リンと食品加工の際添加される無機リンがあり，生物学的利用率は，食品由来のリン 20～60%に対して無機リンは 90%と言われており[7]，無機リンが多く含まれている加工食品が多い食事を減らすことも高リン血症の改善につながることがある．

食事内容以外には患者がリン吸着薬の飲み忘れおよび食事と服薬タイミングのずれが血中リン濃

度を上昇させる要因となる．このため，高リン血症の患者には必ず服薬状況を確認する．食事に合わせたリン吸着剤の服薬が大切である．

5）食塩・水分

1日当たりの食塩摂取量は6g以下となっているが，尿量，生活活動度，体格，栄養状態，透析間体重増加を考慮して適宜調整する[1]．食塩を過剰摂取すると血中ナトリウム濃度が上昇し，飲水量が増え体重増加につながる．体液の増加は血圧コントロールも不良となる．そのため，透析間体重増加の上限を dry weight の3〜5%とするのが望ましい．体重増加率が多い患者では，過剰な食塩摂取量により水分摂取量が増加していることが多い．減塩の工夫として，漬物，干物，塩蔵品，加工食品などを控え，調味料に含まれる食塩量にも注意する．また，日々の食事において水分の多い，たとえばお粥やあんかけ料理などを好んで食べると体重増加率が多くなる．

運動療法を行った後の水分補給は，一般に各種電解質を含んだ経口補水液が推奨されるが，血液透析患者ではカリウムやナトリウムなどの成分の影響が否定できないため特別な場合とする．

6）脂　質

摂取量の20〜30%を脂質によって摂取することが理想である[8]．油脂（9 kcal/g）のエネルギー量は，炭水化物（4 kcal/g）に比べて高い栄養素であるため，食事摂取量の少ない血液透析患者のエネルギー源に上手に利用する．血液透析患者では長鎖脂肪酸はエネルギーとして効率よく利用されにくい．それは，カルニチンが欠乏しやすいためである．一方，中鎖脂肪酸は食事誘発熱産生が多く，体脂肪の蓄積が少ないことが動物実験で示されている[9]．

2．栄養状態および栄養摂取が困難な患者に対する栄養指導

1）サルコペニア

サルコペニアを合併した透析患者においても普通の維持血液透析患者同様必要十分なエネルギー摂取が重要であり，基本的に2014年版の慢性腎臓病に対する食事療法基準[1]を目標とする．フレイルサルコペニアの患者に必要な栄養素は，もちろんたんぱく質であるが必要なエネルギーが摂取できないとたんぱく質は筋肉合成に利用されにくくなる．3食の食事にたんぱく質を含む食品を必ず1品摂取することがたんぱく質合成に関与する[10]．分岐鎖アミノ酸（BCAA）は筋肉合成に欠かせないアミノ酸であり，特にロイシンは筋肉合成を促進する働きがある[11]．筋肉や筋力の維持，免疫力を保つためには，食事でのたんぱく質摂取量を増やすことが必要である．BCAAを含む食品は推奨される．運動を行った日の食事に鶏むね肉や紅鮭，マグロ，ヨーグルトのホエイなどはBCAAが多く含まれており，取り入れたい食品である．通常の食事だけでは十分に摂取できない場合には，エネルギーとたんぱく質を強化した経腸栄養剤（特にBCAAを強化した栄養剤）や食品を活用するのも良い[12]．

2）摂食嚥下障害

血液透析患者は，近年，高齢者の割合が多くなり，加齢による嚥下機能や咀嚼機能低下，食塩の味覚閾値の低下により，必要な食事量を満たせない場合がある．その場合は摂食・嚥下障害に対応するアセスメントを行い，口腔内リハビリテーションを行う必要がある．

3）食欲不振

減塩も場合によってさらに食欲を低下させる可能性がある．その場合，一時的に緩和することで食事量を確保できることもある．患者の状態や食事摂取状況に合わせて柔軟に対処することが求められる．

食欲がない（食べられない）患者には嗜好に合わせた食事提案・食品選択，摂取しやすい食事・食形態の提案が必要である．食欲のない患者に対する食塩制限は，食形態や嗜好に合わせた食事の改善においても食べられない患者に対しては oral nutritional supplements（経口栄養補助食品；ONS）など，他の栄養サポートを検討する．

表 2. 体重変化による栄養障害の判定

期　間	体重変化(%)
1 週間	1〜2%以上
1 か月	5%以上
3 か月	7.5%以上
6 か月	10%以上

体重変化(%)＝(通常時体重−現体重)/通常時体重×100

栄養状態の評価

1．体重および BMI による評価

身長と体重は，基本的な指標であり，治療および療養において外来・入院問わず計測する．このため，栄養評価に最も利用しやすいツールである．身長は，成人以降，大きく変動しないことから，体重変化は栄養障害の判断に利用できる．体重経過を確認することによって必要なエネルギーの摂取の有無を確認できる．体重変化(%)による栄養障害の評価基準を**表2**に示した．体重変化とともに，身長と体重を用いて簡便に算出できる body mass index(BMI)は血液透析患者でも，利用しやすい栄養評価の指標である．BMI による分類は日本肥満学会の基準(18.5 kg/m²未満：やせ，25 kg/m²以上：肥満)が広く用いられている[13]．

我が国の血液透析患者では，BMI は経年的に低下する[14]．長期の予後が最も良い患者は BMI が 20 kg/m²前後で[15]，また，BMI が低いほど生命予後が悪く，BMI が高いほど良好である[16]．透析患者では dry weight(DW)という適正体重で管理され，DW では体液量が適切で体調の良い状態の体重となる[17]．よって，BMI はできるだけ DW に近い体重が用いられる．

2．身体計測機器による評価

体組成を機器により評価法する方法はいくつかある．代表的な機器として computed tomography(CT)，magnetic resonance imaging(MRI)，二重エネルギー X 線吸収測定法(dual-energy X-ray absorptiometry；DEXA)および生体インピーダンス法(bioelectrical impedance analysis；BIA)がある．臨床において CT および MRI が栄養評価に使用されることは少ない．DEXA は，体脂肪量や除脂肪量の測定が可能であり，浮腫の影響を受けにくい利点があるが，測定頻度などが限定されるため，こちらの機器も継続的な体組成評価に利用しにくい．その点，BIA は細胞内水分と細胞外水分を多周波数の交流電流を流すことで容易にかつ非侵襲的に測定できることから，他の 3 機器よりも臨床現場，特に栄養指導において使用しやすい．また，個々の患者の体組成の経過を観察するうえで有用である．BIA は DEXA の測定値には高い相関関係があるが，身体に残った水分量を除脂肪量として計測されるため，機器の原理や特性を理解したうえで体組成評価に利用する[18]．また，機器により測定値に差異があることから継続的な体組成評価には同一機種を使用することが推奨される．

3．栄養評価法

1）PEW(protein-energy wasting)

CKD 患者の筋肉および脂肪組織の消耗または栄養失調および炎症の存在に関する概念である[19]．PEW の診断には大きく生化学検査，体格検査，筋肉量，食事摂取量の 4 項目がある(**表3**)[1)19]．生化学検査として血清アルブミン，血清プレアルブミンおよび血清コレステロールがあり，体格検査として BMI，体重減少および体脂肪率がある．筋肉量として，筋肉量および上腕周囲径の減少やクレアチニン産生率の低下がある．食事摂取量としては意図しないたんぱく質やエネルギーの摂取量の低下が含まれている．これら 4 つのカテゴリーのうち，該当する項目が 1 つでもあるカテゴリーが 3 つ以上ある場合に PEW と診断する(**表3**)．

2）主観的包括的栄養評価(SGA)

主観的包括的栄養評価(subjective global assessment；SGA)は，身体状況・問診および病歴を組み合わせて評価する方法である．評価は 3 段階に判定される(A：栄養状態良好，B：中等度栄養不良，C：高度栄養不良)．評価者が主観的に評価することから，この判定には一定の訓練が必要となる[20]．

表 3. PEW（protein-energy wasting）の診断基準

定　義	
血液生化学	血清アルブミン<3.8 g/d*l* 血清プレアルブミン（トランスサイレチン）<30 mg/d*l*（維持透析患者のみ） 血清コレステロール<100 mg/d*l*
体　格	BMI<23 kg/m² 体重減少（減量をせず）3 か月で 5%，6 か月で 10% 体総脂肪率<10%
筋肉量	筋肉量の減少　3 か月で 5%，6 か月で 10% 上腕筋周囲径の減少（50 パーセンタイルより 10%の低下） クレアチニン産生量
食事摂取量	食事療法をしない状況でたんぱく質摂取量が<0.8 g/kg/日が 2 か月以上（維持透析患者），<0.6 g/kg/日（ステージ 2〜5 の CKD） 食事療法をしない状況でエネルギー摂取量が<25 kcal/kg/日が少なくとも 2 か月以上

3）Geriatric nutritional risk index（GNRI）

GNRI は血清アルブミン値と体重を用いて算出する．

GNRI＝1.489× 血清アルブミン値（g/d*l*）＋41.7× 現体重/理想体重

判定基準は 92 以上が栄養障害リスクなし，91 未満が栄養障害リスクありである．透析患者においても簡便に利用できる指標の 1 つである[21]．

4）MNA-SF®

高齢者の栄養評価ツールでとして mini nutritional assessment（MNA）が発表され，その後，改訂が重ねられている[22]．MNA と同様の栄養スクリーニングの精度を保つ簡易版の mini nutritional assessment short-form（MNA-SF®）がある[23]．MNA-SF® はうつ・認知症など精神的な評価項目が含まれている特徴がある．各項目の点数を合計した値（最大：14 点）で評価する．12〜14 点が栄養状態良好，8〜11 点が低栄養のおそれ（at risk），0〜7 点が低栄養となる．

5）Malnutrition-inflammation score（MIS）

SGA をもとに考案された MIS は低栄養-炎症複合症候群のスクリーニングに利用できる[24]．病歴，身体所見，BMI，血液検査データなど 10 項目を 4 段階（0〜3 点）でスコア化し，合計得点（0〜30点）で評価する．0〜5 点：栄養状態良好，6〜10点：軽度の栄養障害リスク，11 点以上：中等度・高度の栄養障害リスクに分類される．透析患者では 8 点以上で生命予後不良との報告がある．

6）Survival index（SI）

SI は以下の式から算出される指標である[25]．

$$SI = 10 - (0.4 \times age) + (0.3 \times BMI) + (0.7 \times 血清クレアチニン) + (0.6 \times 血清アルブミン) + (0.03 \times 血清総コレステロール) - (血清リン) - (2 \times CVD_S) + (2 \times AVF)$$

・CVD_S：合併症（あり 1／なし 0）
・AVF：内シャント（使用 1／使用なし 0）

7）Nutritional risk index for Japanese hemodialysis patients（NRI-JH）

日本透析医学会の統計調査データを基に 1 年後の生命予後に関する栄養学的リスクを評価するツールとして開発された[26]．4 項目（血清アルブミン，血中総コレステロール，血清クレアチニンおよび BMI）ごとに点数をつけ，合計点数（最大 13点）で評価する．8〜10 点は低栄養の中リスク群，11 点以上は低栄養の高リスク群となる．低栄養の高リスク群と評価された場合，合併症の有無や栄養状態を評価して，介入を行うとしている．

おわりに

CKD 患者に対する腎臓リハビリテーションにおける栄養管理の基本的なことを述べた．栄養スクリーニングや栄養アセスメントを行い患者の栄養状態を知り，その結果に合わせた食事療法を行う．食事療法の基本は，CKD 患者，血液透析患者および加えてサルコペニアを合併した患者に共通して言えることは必要十分なエネルギー摂取と適切なたんぱく質摂取であり，必要に応じて食塩，カリウム，リン，水分制限が必要となることである．これらについて一定の基準は示されているものの，この基準が一律に適応するものではなく，個々の患者に合わせて行うことになる．今後，様々な施設において腎臓リハビリテーションが行

われるようになると思われるが，腎臓リハビリテーションの結果，体重減少が起きるといったことがないように継続的かつきめ細かい食事指導が求められる．

文 献

1) 日本腎臓学会編：慢性腎臓病に対する食事療法基準2014年版．日腎会誌，**56**(5)：553-599，2014．

2) Burrowes JD, et al：Hemodialysis(HEMO)Study Group. Effects of dietary intake, appetite, and eating habits on dialysis and non dialysis treatment days in hemodialysis patients：cross-sectional results from the HEMO study. *J Ren Nutr*, **13**：191-198, 2003.

3) Noce A, et al：Uremic Sarcopenia and Its Possible Nutritional Approach. *Nutrients*, **13**(1)：147, 2021.

4) 文部科学省：日本食品標準成分表2020年版(八訂)
〔https://www.mext.go.jp/a_menu/syokuhinseibun/mext_01110.html〕

5) Mustata S, et al：Impact of an exercise program on arterial stiffness and insulin resistance in hemodialysis patients. *J Am Soc Nephrol*, **15**(10)：2713-2718, 2004.

6) Noori N, et al：Association of dietary phosphorus intake and phosphorus to protein ratio with mortality in hemodialysis patients. *Clin J Am Soc Nephrol*, **5**(4)：683-692, 2010.
Summary 食事からのリン摂取量の増加とリン/たんぱく質比の増加は血液透析患者の死亡率の増加と関連しているという論文である．

7) Sullivan CM, et al：Phosphorus-containing food additives and the accuracy of nutrient databases：implications for renal patients. *J Ren Nutr*, **17**(5)：350-354, 2007.

8) 厚生労働省：「日本人の食事摂取基準(2020年版)」策定検討会報告書，Ⅱ各論，1エネルギー・栄養素，ミネラル(多量ミネラル)：266-310, 2020．

9) Noguchi O, et al：Larger diet-induced thermogenesis and less body fat accumulation in rats fed medium-chain triacylglycerols than in those fed long-chain triacylglycerols. *J Nutr Sci Vitaminol*, **48**(6)：524-529, 2002.

10) Paddon-Jones D, Rasmussen BB：Dietary protein recommendations and the prevention of sarcopenia. *Curr Opin Clin Nutr Metab Care*, **12**(1)：86-90, 2009.

11) Wilkinson DJ, et al：Effects of leucine and its metabolite β-hydroxy-β-methylbutyrate on human skeletal muscle protein metabolism. *J Physiol*, **591**(11)：2911-2923, 2013.

12) Manders RJ, et al：Insulinotropic and muscle protein synthetic effects of branched-chain amino acids：potential therapy for type 2 diabetes and sarcopenia. *Nutrients*, **4**(11)：1664-1678, 2012.

13) 日本肥満学会編：肥満症診療ガイドライン2016．ライフサイエンス出版，2016．

14) 武政睦子ほか：長期血液透析患者の栄養状態とBody Mass Indexが及ぼす影響．日臨栄会誌，**23**(1)：33-37，2001．

15) 加藤明彦ほか：慢性透析患者における低栄養の評価法(Malnutrition in patients receiving hemodialysis)．透析会誌，**52**(6)：319-325，2019．

16) 日本透析医学会編：我が国の慢性透析療法の現況(2009年12月31日現在)，Ⅲ．新規解析結果，(1)透析処方関連指標と生命予後，66-96，2009．
〔https://docs.jsdt.or.jp/overview/pdf2010/p066.pdf〕

17) 日本透析医学会編：維持血液透析ガイドライン：血液透析処方第3章 ドライウエイトの設定．透析会誌，**46**(7)：606-609，2013．

18) Ohashi Y, et al：Changes in the fluid volume balance between intra- and extracellular water in a sample of Japanese adults aged 15-88 yr old：a cross-sectional study. *Am J Physiol Renal Physiol*, **314**(4)：F614-F622, 2018.

19) Fouque D, et al：A proposed nomenclature and diagnostic criteria for protein-energy wasting in acute and chronic kidney disease. *Kidney Int*, **73**(4)：391-398, 2008.
Summary 国際腎栄養代謝学会は，CKDおよびAKIの消耗，悪液質，栄養失調，および炎症に関連する標準的な用語PEWと定義をレビューした．

20) Cooper BA, et al：Validity of subjective global assessment as a nutritional marker in end-stage renal disease. *Am J Kidney Dis*, **40**(1)：126-132, 2002.

21) Yamada K, et al：Simplified nutritional screening tools for patients on maintenance hemodialysis. *Am J Clin Nutr*, **87**(1)：106-113, 2008.

22) Vellas B, et al：The Mini Nutritional Assessment（MNA）and its use in grading the nutritional state of elderly patients. *Nutrition*, **15**(2)：116-122, 1999.

23) Rubenstein LZ, et al：Screening for undernutrition in geriatric practice：developing the short-form mini-nutritional assessment（MNA-SF）. *J Gerontol A Biol Sci Med Sci*, **56**(6)：M366-372, 2001.

24) de Roij van Zuijdewijn CL, et al：A Comparison of 8 Nutrition-Related Tests to Predict Mortality in Hemodialysis Patients. *J Ren Nutr*, **25**(5)：412-419, 2015.

25) Kanda E, et al：Importance of simultaneous evaluation of multiple risk factors for hemodialysis patients' mortality and development of a novel index：dialysis outcomes and practice patterns study. *PLoS One*, **10**(6)：e0128652, 2015.
　　Summary　HD（血液透析）患者について複数の危険因子を同時に評価し1年以内に死亡リスクの高い患者を特定できる方法である.

26) Kanda E, et al：A new nutritional risk index for predicting mortality in hemodialysis patients：Nationwide cohort study. *PLoS One*, **14**(3)：e0214524, 2019.
　　Summary　日本人の維持血液透析患者の死亡リスクの高い栄養不良患者を検出する新たな栄養リスク指標である.

MB Med Reha **No.294**：**23-29**, 2023

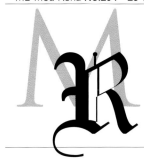

特集／腎臓疾患・透析患者のリハビリテーション診療

患者教育における看護師の基礎知識習得の試み

髙田亜紀*

Abstract　　包括的腎臓リハビリテーションは，運動療法のみならず患者教育や心理カウンセリングなどを包括した治療手段の1つである．その中で看護師は，心身の安寧と回復をサポートしケアするとともに，患者の自己管理能力を向上させ治療成果の最大化を図る役割を担う．

慢性腎臓病（以下，CKD）患者の看護に携わる看護師には科学的根拠に則った豊富な知識や経験と高い人間性が求められるが，臨床の場にいる看護師の知識や経験などは一律ではない．

これらの課題や問題を解決する方法の1つに看護計画がある．看護計画は，健康保険法や医療法で規定されている公的な記録で，看護実践で患者個々に計画的で適切な看護を行うために必要不可欠である．この看護計画立案および更新の際に CKD の各ステージの特徴を捉えた基礎的な観察，確認，援助や教育に関する基礎的な事項を記しておくことにより，知識や経験の格差を埋め，患者が受ける教育（看護）に継続性や一貫性を持たせる．

そこで，本稿では不完全ではあるが当院独自の看護計画のステージの一部を抜粋して紹介する．

Key words　　慢性腎臓病（CKD），患者教育（patient education），看護師教育（nurse education）

ステージ分類に準じた看護計画

看護計画は，個々の患者について，計画的に適切な看護を提供するために，看護目標と具体的な看護介入および評価，アセスメントを記録するものである．これは，看護業務にあたる際の指針にもなる．同じ CKD 患者でも，ステージにより治療や観察項目などの優先順位に違いがあるので，当院の看護計画は CKD のステージごとに看護計画を作成している．

CKD を9つのステージに細分化したものが**表1**の当院独自の臨床実践看護計画書である．この臨床実践看護計画を使用し，計画的で適切な看護を行うと同時に，看護の質を担保するための基礎的な観察，確認，援助や教育について記している（**表1**）．

表 1．臨床実践看護計画ステージ分類

ステージ	時　　期
保存期Ⅰ	ステージ1・2（G1・G2）
保存期Ⅱ	ステージ3（G3ba・G3b）
保存期Ⅲ	ステージ4（G4）
透析導入前	G5
透析導入直前	シャント造設・カテーテル留置・透析導入時
透析導入期	透析導入～導入後半年まで
透析維持期Ⅰ	透析導入後半年以上経過
透析維持期Ⅱ	透析導入後5年以上経過
透析維持期Ⅲ	終末期（透析実施困難・対症療法・緩和療法）

* Aki TAKADA，〒870-0945 大分県大分市津守888-6　医療法人光心会諏訪の杜病院看護部，看護師長

臨床実践看護計画

1.【保存期Ⅰ】

1）患者目標：
- 病気が理解できる
- 自己管理ができるようになる

2）観察計画（O-P）：
① バイタルサイン：
② CKD 原疾患診断（無・有）
　⇒（糖尿病・糸球体腎炎・腎硬化症・ループス
　　腎炎・IgA 腎症・その他）
③ 病識（無・有）⇒
　疾患教育（無・有）
　⇒（受けたが曖昧・理解できている・理解して
　　管理できている・その他）
　栄養教育（無・有）
　⇒（受けたが曖昧・理解できている・理解して
　　管理できている・その他）
　内服管理（無・有）
　⇒（確実に内服している・たまに内服を忘れ
　　る・ほとんど内服しない・自己中断）
　運動習慣・療法（無・有）
　⇒（自己流で実施・医療機関で指導を受け実
　　施・機会がある時のみ実施・その他）
④ 臨床所見
　⇒• 検尿：蛋白尿（　）・尿潜血（　）・尿糖（　）
　　• 血圧（良好・不良）・降圧剤（無・有）
　　• 貧血（無・有）⇒治療（無・有）
　　　⇒内服：　　　　　注射：
　　• 血液検査：
　　• 24 h Ccr（未・済）⇒結果：
　　• 代謝性アシドーシス（無・有）
　　　⇒血液ガス分析：
⑤ 尿量測定（無・有）
⑥ 全身症状：症状（無・有）
　⇒（全身倦怠感・易疲労感・浮腫・貧血・その
　　他）
⑦ 理解力と姿勢
　⇒理解力（良好・やや良好・乏しい・無）
　⇒姿勢（積極的・消極的・依存的・無関心）
⑧ その他の疾患既往（無・有）
　⇒（糖尿病・高尿酸血症・脳血管疾患・心疾患・
　　その他）
⑨ セルフケア状況：
⑩ 経過：

3）援助計画（T-P）：
　原疾患の治療と進行性腎障害に共通する進展因
子の抑制療法が主体となり，心血管病変の評価と
その治療が開始となるため，自己管理の必要性と
具体的方法を理解し，実施できるよう援助する．

4）教育計画（E-P）：
① 血圧コントロール（無・有）⇒
② 貧血コントロール（無・有）
　⇒内服：　　　　　注射：
③ 定期的な血液検査実施とデータ確認：
④ 生活援助：
⑤ IC・面談：データベース　経過欄参照
⑥ 自己管理教育（無・有）
　⇒• 理解力（良好・やや良好・乏しい・無）
　　• 意欲（積極的・消極的・依存的・無関心）
　　• 対策と工夫（無・有）⇒
　　• 栄養教育（無・有）⇒（本人・家族・その他）
　　• 食事療法（無・有）
　　　⇒（　　　　）食
　　　　（塩分・カロリー・水分・蛋白）制限
　　• 疾患教育（無・有）
　　　⇒（本人・家族・その他）⇒内容：
　　• 内服管理（無・有）
　　　⇒（本人・家族・その他）⇒内容：
　　• 運動療法（無・有）
　　　⇒（本人・家族・その他）⇒内容：

2.【保存期Ⅱ】

1）患者目標：
- 病状が理解できる
- 自己管理ができる

2）観察計画（O-P）：
① バイタルサイン：

② CKD 原疾患診断(無・有)

　⇒(糖尿病・糸球体腎炎・腎硬化症・ループス腎炎・IgA 腎症・その他)

③ 病識(無・有)⇒

　疾患教育(無・有)

　⇒(受けたが曖昧・理解できている・理解して管理できている・その他)

　栄養教育(無・有)

　⇒(受けたが曖昧・理解できている・理解して管理できている・その他)

　内服管理(無・有)

　⇒(確実に内服している・たまに内服を忘れる・ほとんど内服しない・自己中断)

　運動習慣・療法(無・有)

　⇒(自己流で実施・医療機関で指導を受け実施・機会があるときのみ実施・その他)

④ 臨床所見

　⇒•検尿:蛋白尿(　)・尿潜血(　)・尿糖(　)

　　•血圧(良好・不良)・降圧剤(無・有)

　　•貧血(無・有)⇒治療(無・有)

　　　⇒内服:　　　　　注射:

　　•血液検査:

　　•24 h Ccr(未・済)⇒結果:

　　•代謝性アシドーシス(無・有)

　　　⇒血液ガス分析:

⑤ 尿量測定(無・有)

⑥ 自覚症状・他覚症状

　尿毒症・全身症状(無・有)

　⇒(全身倦怠感・易疲労感・浮腫・貧血・出血傾向・その他)

　循環器症状(無・有)

　⇒(心不全・高血圧・不整脈・その他)

　呼吸器症状(無・有)

　⇒(チアノーゼ・呼吸困難・過呼吸・肺炎・その他)

　消化器症状(無・有)

　⇒(食欲不振・嘔気・嘔吐・口渇・便秘・下痢・吃逆・消化管出血・その他)

神経症状(無・有)

　⇒(羽ばたき振戦・頭痛・昏睡・意識障害・痙攣・不眠・末梢神経障害・その他)

その他(無・有)

　⇒(皮膚乾燥・掻痒感・発汗減少・骨折・無月経・その他)

⑦ 理解力と姿勢

　⇒理解力(良好・やや良好・乏しい・無)

　⇒姿勢(積極的・消極的・依存的・無関心)

⑧ その他の疾患既往(無・有)

　⇒(糖尿病・高尿酸血症・脳血管疾患・心疾患・その他)

⑨ セルフケア状況:

⑩ 経過:

3)援助計画(T-P):

　腎機能低下に伴い,食事制限や薬物療法による代謝異常の是正を強化する.また,適切な透析導入の時期検討が必要である.病状を正しく理解して,自己決定ができるように,フォローとアプローチをしていく.

4)教育計画(E-P):

① 血圧コントロール(無・有)⇒

② 貧血コントロール(無・有)

　⇒内服:　　　　　注射:

③ 合併症コントロール

　代謝性アシドーシス(無・有)⇒治療(無・有)⇒内服

　高 K 血症(無・有)⇒治療(無・有)⇒内服

　高 P 血症(無・有)⇒治療(無・有)⇒内服

　低 Ca 血症(無・有)⇒治療(無・有)⇒内服

　その他(無・有)⇒

④ 栄養管理:

⑤ 尿毒症症状の有無と程度:対応・対処(無・有)⇒

⑥ 生活援助:

⑦ IC・面談:データベース　経過欄参照

⑧ 自己管理教育進行状況:

　栄養教育:　　月　日(済・予定)対象者(本人・家族・その他)

食事療法(無・有)

⇒(塩分・カロリー・水分・蛋白)制限

疾患教育(無・有)

⇒(本人・家族・その他)⇒内容：

内服管理(無・有)

⇒(本人・家族・その他)⇒内容：

運動療法(無・有)

⇒(本人・家族・その他)⇒内容：

透析療法について(無・有)

⇒(本人・家族・その他)

3. 【透析導入直前】

1) 患者目標：

- 透析療法とその必要性, 導入準備について理解できる
- 透析導入や合併症による苦痛や不安が軽減され, 安楽に透析治療が受けられる
- 自己管理ができる

2) 観察計画(O-P)：

① バイタルサイン：　回/日

② 意識レベル：GCS

③ CKD 原疾患診断(無・有)

⇒(糖尿病・糸球体腎炎・腎硬化症・ループス腎炎・IgA 腎症・その他)

④ 臨床所見

⇒・血圧(良好・不良)・降圧剤(無・有)

・貧血(無・有)⇒治療(無・有)

⇒内服：　　　　注射：

・血液検査：

・24 h Ccr(未・済)⇒結果：

・代謝性アシドーシス(無・有)

⇒血液ガス分析：

⑤ 自覚症状・他覚症状

尿毒症・全身症状(無・有)

⇒(全身倦怠感・易疲労感・浮腫・貧血・出血傾向・その他)

循環器症状(無・有)

⇒(心不全・高血圧・不整脈・その他)

呼吸器症状(無・有)

⇒(チアノーゼ・呼吸困難・過呼吸・肺炎・その他)

消化器症状(無・有)

⇒(食欲不振・嘔気・嘔吐・口喝・便秘・下痢・吃逆・消化管出血・その他)

神経症状(無・有)

⇒(羽ばたき振戦・頭痛・昏睡・意識障害・痙攣・不眠・末梢神経障害・その他)

その他(無・有)

⇒(皮膚乾燥・掻痒感・発汗減少・骨折・無月経・その他)

⑥ 理解力と姿勢

⇒理解力(良好・やや良好・乏しい・無)

⇒姿勢(積極的・消極的・依存的・無関心)

⑦ 病識(良好・やや良好・乏しい・無)

⑧ その他の疾患既往(無・有)

⇒(糖尿病・高尿酸血症・脳血管疾患・心疾患・その他)

⑨ 食事：

⑩ 安静度：

⑪ 透析療法選択(未・済)⇒(HD・CAPD)

⑫ 導入準備(未・済・予定)

⇒　　月　　日(W ルーメンカテーテル挿入・内シャント造設術・CAPD カテーテル植え込み術)

⑬ セルフケア状況：

⑭ 経過：

3) 援助計画(T-P)：

(W ルーメンカテーテル挿入・内シャント造設術・CAPD カテーテル植え込み術)を行い, 十分な説明とケアを実施して透析導入が円滑にできるように支援する. 不均衡症候群や合併症コントロールおよび異常の早期発見に努め, 全身状態の改善を図る.

4) 教育計画(E-P)：

① 血圧コントロール(無・有)⇒

② 貧血コントロール(無・有)

⇒内服：　　　　　注射：

③ 合併症コントロール

代謝性アシドーシス(無・有)⇒治療(無・有)

⇒内服

高 K 血症(無・有)⇒治療(無・有)⇒内服

高 P 血症(無・有)⇒治療(無・有)⇒内服

低 Ca 血症(無・有)⇒治療(無・有)⇒内服

その他(無・有)⇒

④ 栄養管理：

⑤ 生活援助：

⑥ IC・面談：データベース　経過欄参照

⑦ 障害受容：傾聴・不安や疑問への即座の返答と対応

透析療法への理解を深められる，理解度に合わせた説明をする

⑧ 自己管理教育進行状況：

栄養教育：　　月　日(済・予定)

対象者(本人・家族・その他)

食事療法(無・有)

⇒(塩分・カロリー・水分・蛋白)制限

疾患教育(無・有)

⇒(本人・家族・その他)⇒内容：

内服管理(無・有)

⇒(本人・家族・その他)⇒内容：

運動療法(無・有)

⇒(本人・家族・その他)⇒内容：

透析療法について(無・有)

⇒(本人・家族・その他)

透析導入教育(HD・CAPD)実施

自己決定による透析方法選択：(HD・CAPD)
同意書

4．【透析導入期】

1）患者目標：

• 透析療法が不安なく受けられる

• 不均衡症候群が出現することなくスムーズな透析導入ができる

• 症状が和らぐ

2）観察計画(O-P)：

① バイタルサイン：　回/日

② 意識レベル：GCS

③ CKD 原疾患診断(無・有)

⇒(糖尿病・糸球体腎炎・腎硬化症・ループス

腎炎・IgA 腎症・その他)

④ 臨床所見

⇒ • 血圧(良好・不良)・降圧剤(無・有)

• 貧血(無・有)⇒治療(無・有)

⇒内服：　　　　　　　注射：

• 血液検査：

• 代謝性アシドーシス(無・有)

⇒血液ガス分析：

⑤ 自覚症状・他覚症状

尿毒症・全身症状(無・有)

⇒(全身倦怠感・易疲労感・浮腫・貧血・出血傾向・その他)

循環器症状(無・有)

⇒(心不全・高血圧・不整脈・その他)

呼吸器症状(無・有)

⇒(チアノーゼ・呼吸困難・過呼吸・肺炎・その他)

消化器症状(無・有)

⇒(食欲不振・嘔気・嘔吐・口喝・便秘・下痢・吃逆・消化管出血・その他)

神経症状(無・有)

⇒(羽ばたき振戦・頭痛・昏睡・意識障害・痙攣・不眠・末梢神経障害・その他)

不均衡症候群(無・有)

⇒(頭痛・吐気・嘔吐・痙攣・血圧低下)

その他(無・有)

⇒(皮膚乾燥・掻痒感・発汗減少・骨折・無月経・その他)

⑥ (内シャント・CAPD カテーテル・W ルーメンカテーテル)

⇒トラブル(無・有)⇒

⑦ 理解力と姿勢

⇒理解力(良好・やや良好・乏しい・無)

⇒姿勢(積極的・消極的・依存的・無関心)

⑧ 病識(良好・やや良好・乏しい・無)

⑨ その他の疾患既往(無・有)

⇒(糖尿病・高尿酸血症・脳血管疾患・心疾患・その他)

⑩ 食事：

⑪ セルフケア状況：

⑫ 安静度：

⑬ 透析療法選択(未・済)⇒(HD・CAPD)

⑭ 導入準備(未・済・予定)

　　⇒　月　日(W ルーメンカテーテル挿入・内
シャント造設術・CAPD カテーテル植え込み
術)

⑮ 経過：

3）援助計画(T-P)：

　(HD・CAPD)導入により不均衡症候群が起こ
りやすいため，自覚・他覚症状の出現に注意を払
い，症状緩和や工夫に努める．また，透析療法・
自己管理教育を行う．

4）教育計画(E-P)：

① (内シャント・CAPD カテーテル・W ルーメン
カテーテル)管理⇒

　　観察事項：

　　創傷処置(無・有)⇒

② 生活援助：

③ 栄養管理：

④ IC・面談：データベース　経過欄参照

⑤ 透析導入について家族・透析室へ連絡し連携を
図る

⑥ 透析導入後，不全食から透析食への変更・内服
の見直し

⑦ 教育(不要・要)

　　食事療法(無・有)⇒(本人・家族・その他)

　　⇒内容：

　　透析療法(無・有)⇒(本人・家族・その他)

　　⇒内容：

　　内服管理(無・有)⇒(本人・家族・その他)

　　⇒内容：

　　生活習慣(無・有)⇒(本人・家族・その他)

　　⇒内容：

⑧ 社会復帰支援(無・有)⇒

5．【透析維持期Ⅰ】

1）患者目標：

・維持透析が順調にできる

・合併症や自己管理の知識を深め予防的行動がと

れる

2）観察計画(O-P)：

① バイタルサイン：

② (内シャント・CAPD カテーテル・W ルーメン
カテーテル)

　　⇒トラブル(無・有)⇒

③ 自己管理能力低下(無・有)

④ 日常生活の状況：

　　食事・水分摂取状況：

　　睡眠状況：

　　排泄状況：

⑤ 特記すべき検査データ(無・有)⇒

⑥ 合併症(無・有)⇒(小康状態・併発・増悪)

　　⇒(貧血・高血圧・持続性低血圧・代謝異常・
電解質異常)

⑦ その他：

　　不均衡症候群(無・有)

　　⇒(頭痛・吐気・嘔吐・痙攣・血圧低下)

　　至適透析評価：KT/V：

　　　　　　　　　CTR：

　　　　　　　　　CL-Gap：

　　透析条件：HD

　　⇒週3回(月水金・火木土)・(　)時間・(HD・

　　HDF・　　)

　　CAPD⇒バッグ交換(　)回/日　透析液：

⑧ セルフケア状況：

⑨ 経過：

3）援助計画(T-P)：

　知識不足や生活の変化から，安定した透析治療
や生活ができていない可能性があるため，患者の
社会背景やライフスタイルを把握して生活の質向
上と安定した透析治療が継続できるよう援助して
いく．

4）教育計画(E-P)：

① シャント音確認：(　)回/日

② 生活援助：

③ IC・面談：データベース　経過欄参照

④ 疾患および自己管理再教育(不要・要)

　食事療法(無・有)⇒(本人・家族・その他)

　⇒内容：

　疾患管理(無・有)⇒(本人・家族・その他)

　⇒内容：

　内服管理(無・有)⇒(本人・家族・その他)

　⇒内容：

　生活習慣(無・有)⇒(本人・家族・その他)

　⇒内容：

6．【透析維持期Ⅲ(終末期)】

1）患者目標：

- 心身の苦痛が緩和する
- 自分と家族が望む場所や形で療養できる

2）観察計画(O-P)：

① バイタルサイン：　h 毎・　回/日

② 意識レベル：GCS⇒　h 毎・　回/日

③ 呼吸状態(平静・促拍・浅表性・努力様・下顎呼吸)

④ 生命の危機(高い・中等度・低い・予測不可能)

⑤ 酸素投与(無・有)⇒(鼻カテ・マスク・挿管)O₂　l/分

⑥ 嘔気・嘔吐(無・有)

　⇒(コーヒー様・食物残渣・唾液・胃液・　　)

⑦ 脳血管疾患既往(無・有)⇒

⑧ 麻痺(無・有)⇒部位

⑨ 呼吸苦(無・有)

　⇒呼吸器疾患既往(無・有)・チアノーゼ(無・有)

⑩ 肺雑(無・有)・エアー入り(良好・弱め・聴取できず)

⑪ X-P(無・有)⇒

⑫ CT(無・有)⇒

⑬ 特記すべき採血結果(無・有)⇒

⑭ 感染症の疑い(無・有)⇒

⑮ その他の所見：

⑯ セルフケア状況：

⑰ 家族への説明内容：

⑱ 本人・家族の受容(無・有)

⑲ 経過：

3）援助計画(T-P)：

　今回，(コントロール・リハビリテーション・一般状態悪化・感染症治療)(緊急・予定)入院となった．終末期における本人の意思確認・家族間における合意・受ける医療(緩和ケア)の希望・療養の場(ホスピスなど)の希望を事前に確認．また，一般状態・全人的苦痛を観察して援助していく．終末期における看護師の役割は非常に大きいので，患者・家族双方にとって良い環境下で過ごせるように万全の態勢でフォローしていく．

4）教育計画(E-P)：

① 生活援助：

② IC・面談：データベース　経過欄参照

③ 各種同意書確認(無・有)

　⇒(延命・緊急時の対応)

※各看護計画のO-Pは，ステージで看護師が必ず把握・理解すべき要点．

※個人に合わせた追記が必須．特記すべき事項は随時修正，加筆．

おわりに

　この臨床実践看護計画は，看護師個々の能力に依存せず，一貫した看護や患者教育を可能とするために検討および模索を繰り返し導入した．各ステージの基本的な観察，確認，援助や教育ができるベースを記載しているが，患者個々の情報などは記入しなくてはならない．臨床で必須である看護計画を看護師・患者教育に役立てている当院独自の取り組みを紹介したのだが，このような取り組み紹介が職種を問わず，臨床現場で役立てば幸甚である．

MB Med Reha No.294：30-36, 2023

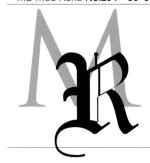

特集／腎臓疾患・透析患者のリハビリテーション診療

リハビリテーション総論
（身体機能評価と運動療法・運動処方の理論）

河野健一[*1]　　忽那俊樹[*2]　　松永篤彦[*3]

Abstract　　透析患者において身体機能低下はその後の生命予後にも影響を及ぼすことから，疾病管理の1つとして，定期的な（6か月ごともしくは1年ごとに）身体機能評価（身体活動量や日常生活活動（ADL）の評価を含む）とその評価に基づいた運動療法を展開していく必要がある．運動療法は，有酸素トレーニングやレジスタンストレーニング，またはこれらを組み合わせて実施するが，トレーニングの原理・原則や運動処方の一般原則を考慮するとともに実施後の効果を検証しながら処方内容を検討する．また，患者の身体機能やADLだけでなく，運動習慣，精神心理状況ならびに透析施設のスタッフや家族のサポートの状況に合わせて運動療法を行う時間帯（透析日，非透析日）などを検討することが重要である．

Key words　　慢性腎臓病（chronic kidney disease），透析（dialysis），身体機能（physical function），身体活動（physical activity），運動療法（exercise therapy）

はじめに

リハビリテーション診療における運動療法は，病態，治療状況ならびに身体機能障害の程度などに基づいて，その処方内容ならびに実施内容（プログラム，期間など）が決定される．一方，安定した透析治療が実施されている患者に対する運動療法は，合併症である骨関節障害，脳卒中ならびに心血管イベント発症後に集中して実施される運動療法とは異なり，身体機能や日常生活活動（activities of daily living；ADL）の低下の予防ならびに改善を図るための継続した介入が必要となる．特に，透析患者において身体機能やADLの低下はその後の生命予後にも影響を及ぼすことから，疾病管理の1つとして，定期的な身体機能評価とその評価に基づいた運動療法を展開する必要がある．

身体機能などの評価

1．評価の流れ

腎臓リハビリテーションガイドライン（2018年）には，透析患者に対する身体機能評価と身体活動量の評価とその評価に基づいた運動療法ならびに運動指導の流れ（フロー）が示されている（**図1**）[1]．まずこのフローでは，身体機能評価として移動能力の低下の有無を確認する．移動能力は，歩行速度や包括的下肢機能の short physical performance battery（SPPB）を指標として評価する．移動能力の低下がある場合には，その原因の検索として，運動耐容能，筋力，バランス機能の評価とともに，ADLに対する影響についても評価する．一方，移動能力の低下がなければ身体活動量を評価する．重要な点は，移動能力ならびに身体

[*1] Kenichi KONO，〒286-8686　千葉県成田市公津の杜4-3　国際医療福祉大学成田保健医療学部理学療法学科，准教授
[*2] Toshiki KUTSUNA，東京工科大学医療保健学部リハビリテーション学科理学療法学専攻，准教授
[*3] Atsuhiko MATSUNAGA，北里大学医療衛生学部リハビリテーション学科理学療法学専攻，教授

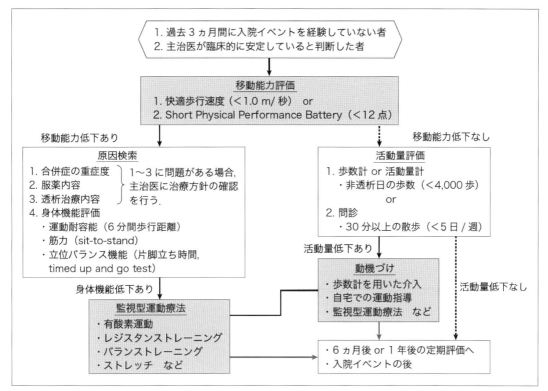

図 1. 透析患者に対する身体機能と身体活動量の評価および運動療法・指導のフローチャート

（文献 1 より引用）

活動量の評価は 6 か月ごとあるいは 1 年ごとに定期的に実施することである．以下，身体機能と身体活動量に分けてその評価方法を概説する．

2．身体機能（ADL を含む）の評価

1）歩行速度

歩行速度は，10 m の距離を歩いた際の所要時間を測定する．10 m の歩行路を確保できない時は 4 m や 6 m の距離でも良い．測定した所要時間から，単位時間（1 秒）あたりの距離（m/秒）に換算する．対象者の好みの速度である快適歩行速度と最大努力下の速度である最大歩行速度を分けて測定する．快適歩行速度 1.0 m/秒はフレイル[2]やサルコペニア[3]の可能性を示すカットオフ値とされている．

2）SPPB

SPPB は，立位バランス，歩行速度，および椅子からの立ち座りの 3 項目から構成され 0〜12 点で採点する包括的な下肢機能の評価である[4)5)]．9 点以下はサルコペニアの可能性を示すカットオフ値とされている[3]．

a）立位バランス：閉脚立位，セミタンデム立位，タンデム立位の 3 肢位にて 10 秒間肢位の保持が可能か評価する．セミタンデム立位は両足を前後に並べて，一方の踵と他方の母趾内側を接触させる．タンデム立位は両足を前後一直線に並べて，一方の踵と他方の足先を接触させる．

b）歩行速度：スタート地点から歩行を開始して 4 m 先のゴールを通過するまでに要した時間を 2 回測定し，速い方の値を採用する．杖などの歩行補助具の使用を認める．

c）椅子からの立ち座り：両腕を組んで 40 cm の高さの椅子に座った状態から立ち上がることができるかを確認し，立ち上がることが可能であれば，可能な限り早く連続 5 回立ち座りを行う．はじめの合図から 5 回目に立ち上がったところまでに要した時間を測定する．

3）運動耐容能

a）心肺運動負荷試験（cardiopulmonary exercise test；CPX）：CPX は呼気ガス分析装置および心電図から漸増する運動負荷に対する呼吸・循

表 1. 身体機能指標と身体機能低下のカットオフ値

指標名	身体機能低下を判別するカットオフ値
客観的指標	
快適歩行速度	＜1.0 m/秒
最大歩行速度	男性：＜1.48 m/秒　　女性：＜1.42 m/秒
SPPB（short physical performance battery）	＜12 点
timed up and go test	≧12 秒
等尺性膝伸展筋力	＜40％ドライウエイト
5 sit-to-stand test	＞14.5 秒（着座まで）
握力	男性：＜26 kg　　女性：＜18 kg
片脚立ち時間	＜5 秒
6 分間歩行距離	＜300 m
運動耐容能（peak $\dot{V}O_2$）	＜17.5 mℓ/分/kg
主観的指標	
clinical frailty scale	―
functional status	＜8 点：高度低下
透析患者移動動作困難度評価表	―

（文献 1 より引用）

環・代謝指標をリアルタイムに測定し，嫌気性代謝閾値（anaerobic threshold；AT）や最高酸素摂取量（peak $\dot{V}O_2$）などを評価する．AT は対象者の"有酸素運動レベル"の運動強度や生活強度がどの程度かを示す重要な指標である．また，peak $\dot{V}O_2$ は，中止基準に従った CPX で記録された酸素摂取量の最高値であり，運動耐容能を推し量る指標として広く使われている．

b）6 分間歩行テスト[6]：平坦な直線歩行路を往復し，6 分間に歩行できる最大の距離を測定する．途中に立ち止まり休憩することは許されるがその際に時計は止めない．また，普段使用している歩行補助具を使用してよい．ただし，テスト中に会話をすることや対象者の歩行のペースを乱すような声かけをしてはならない．心拍数，血圧，SpO_2 のテスト中の変動やテスト前後の回復時間などを確認する．

4）筋　力

握力は上肢の筋力だけでなく全身の筋力を反映する指標として用いられている．また，男性 28 kg，女性 18 kg の握力値はフレイル[2]やサルコペニア[3]の有無を判断するカットオフ値としても活用されている．測定方法は，両足を左右に自然に開いた直立姿勢をとり，握力計を身体や衣服に触れないよう全力で握る．左右 2 回ずつ測定し良い値を記録する．

下肢の筋力は，ハンドヘルドダイナモメーターを用いた膝伸展筋力体重比や 5 回立ち座りテストが広く用いられている．特に膝伸展筋力体重比が 0.40 kgf/kg を下回ると歩行の自立度が低下する目安とされている[7]．5 回椅子立ち座りテストの方法は SPPB を参照されたい．

5）バランス機能

a）片脚立位時間：両手を腰にあててどちらか立ちやすい足を支持脚とし，持ち上げる脚を床から 5 cm 程度上げたところから計測を開始する．最長 60 秒もしくは 120 秒で測定を打ち切る．上げた脚が反対の脚や床に触れる，支持脚の位置がずれるなどを認めた場合にテストを終了する．

b）Timed up and go test（TUG）：椅子から立ち上がり，3 m 先の目印まで歩行し方向転換をして戻り，再度椅子に腰掛けるまでの時間を計測する．転倒リスクと関連性が高く，身体機能低下のカットオフ値は 12 秒となっている[1]．

6）ADL

透析患者の ADL は，治療方法と予後に関する

表 2. トレーニングの原理・原則

a. 3大原理

• 過負荷の原理	運動の効果を得るためには，能力以上の負荷が必要となる．少なくとも，日常生活における身体活動よりも強い負荷を加える必要がある．
• 特異性の原理	運動の効果は，運動の種類や負荷を与えた部位に一致して出現する．運動すると様々な効果を生じるわけではなく，運動の内容に対応した身体機能の要素にのみ効果を生じる．
• 可逆性の原理	運動を中止すれば，得られた効果は消失する．運動を中止した場合，短い時間で得られた効果は短期間で元の状態に戻りやすく，長い時間をかけて得られた効果は長期間維持されやすい．

b. 5大原則

• 全面性の原則	運動の種類や部位が偏らないように注意する．全身をバランスよく運動し，複数の身体機能の要素を高める必要がある．
• 漸進性の原則	運動を続けると身体機能が向上し，同じ負荷では効果を得られなくなる．運動の効果を継続して得るためには，その質と量を徐々に増加させなければならない．
• 意識性の原則	運動の理論，目的，方法などを明確に意識して運動するかどうかで，得られる効果に差を生じる．
• 反復性の原則	運動は数回ですぐに効果を生じるわけではなく，定期的に繰り返す必要がある．
• 個別性の原則	個人の特性によって，必要な運動の内容が異なる．運動の効果を得るためには，各個人に適した内容を実施する必要がある．

国際的調査(DOPPS)において "functional status" として評価されている[8]．Functional status は，基本的 ADL の 5 項目(食事，更衣，入浴，トイレの使用，移動)と手段的 ADL の 8 項目(電話，徒歩圏外の場所への移動，買い物，食事の支度，家事，洗濯，服薬，金銭管理)から構成され，合計13点の指標である．特にこの functional status では 8 点未満は高度の ADL 低下と判断される(**表1**)[1]．

3. 身体活動量の評価

身体活動量の測定法は主に活動量計を用いた測定法と質問紙を用いた測定法に大別できる．活動量計では透析患者の予後に影響を及ぼすカットオフ値は，1日50分[9]，1日4,000歩とされている[1][10]．

1) 活動量計を用いた測定

活動量計を用いることで，歩数，単位時間あたりの活動強度，活動強度ごとの活動時間，1日あたりの総歩行時間，エネルギー消費量，および基礎代謝量などをもとに身体活動を定量的に捉えることができる．歩数は，管理目標値として設定しやすく，また患者側も認識しやすい点がメリットであり，近年はスマートフォンでもカウントできることから汎用性が高い．

2) 質問紙を用いた測定

代表的な質問紙には international physical activity questionnaire(IPAQ)がある[11]．しかし，

表 3. 運動処方の一般原則

F(Frequency：how often)		頻　度
I(Intensity：how hard)		強　度
T(Time：duration or how long)		時　間
T(Type：mode or what kind)		種　類
V(Volume：total amount of exercise)		運動量
P(Progression：exercise advancement)		漸　増

この IPAQ では座位や臥床時間が長く，身体活動量の低い透析患者の活動量を詳細に把握できない可能性が指摘されている．

運動処方の理論

1. トレーニングの原理・原則

トレーニングの原理・原則として，3大原理と5大原則が広く知られている(**表2**)．これらの原理・原則については，論文や書籍によって用語が異なるものの，概ね同じような意味合いとして取り扱われている．運動療法の効果を得るためには，これらの原理・原則を念頭に置いたうえで，個々の患者が運動療法を行う目的に応じた運動処方を展開していく必要がある．

2. 運動処方の一般原則

アメリカスポーツ医学会(American college of sports medicine；ACSM)は運動処方の一般原則として FITT-VP を考慮すべきだと推奨している[12]．FITT-VP とは，F(frequency；頻度)，I(intensity；強度)，T(time；時間)，T(type；種

表 4. 慢性腎臓病患者に推奨される運動処方

	有酸素運動 (aerobic exercise)	レジスタンス運動 (resistance exercise)	柔軟体操 (flexibility exercise)
頻 度 (Frequency)	3〜5 日/週	2〜3 日/週	2〜3 日/週
強 度 (Intensity)	中等度強度の有酸素運動［酸素摂取予備能の 40〜59％, Borg 指数(RPE) 6〜20 点(15 点法)の 12〜13 点］	1 RM の 65〜75％［1 RM を行うことはすすめられず, 3 RM 以上のテストで 1 RM を推定すること］	抵抗を感じたりややきつく感じるところまで伸長する.
時 間 (Time)	持続的な有酸素運動で 20〜60 分/日, しかし, この時間が耐えられないのであれば 3〜5 分間の間欠的運動曝露で計 20〜60 分/日	10〜15 回反復で 1 セット. 患者の耐容能と時間に応じて, 何セット行っても良い. 大筋群を動かすための 8〜10 種類の異なる運動を選ぶ.	関節ごとに 60 秒の静止(10〜30 秒はストレッチ)
種 類 (Type)	ウォーキング, サイクリング, 水泳などのような持続的なリズミカルな有酸素運動	マシーン, フリーウエイト, バンドを使用する.	静的筋運動

RPE：rating of perceived exertion(自覚的運動強度), 1 RM：1 repetition maximum(最大 1 回反復重量)
運動に際しての特別な配慮
1) 血液透析を受けている患者
 ・運動は非透析日に行うのが理想的である.
 ・運動を透析直後に行うと, 低血圧のリスクが増えるかもしれない.
 ・心拍数は運動強度の指標としての信頼性は低いので, RPE を重視する. RPE を軽度(9〜11)から中等度(12〜13)になるようにめざす.
 ・患者の動静脈シャントに直接体重をかけない限りは, 動静脈接合部のある腕で運動を行ってよい.
 ・血圧測定は動静脈シャントのない側で行う.
 ・運動を透析中に行う場合は, 低血圧を防止するために, 透析の前半で行うべきである. 透析中の運動としては, ペダリングやステッピングのような運動を行う. 透析中には動静脈接合部のある腕の運動は避ける.
2) 腹膜透析を受けている患者
 ・持続的携帯型腹膜透析中の患者は, 腹腔内に透析液があるうちに運動を試みてもよいが, 不快な場合には, 運動前に透析液を除去して行うことがすすめられる.
3) 腎移植を受けている患者
 ・拒絶反応の期間中は, 運動自体は継続して実施してよいが, 運動の強度は軽くする.

腎臓リハビリテーションガイドラインで引用している表の原典は ACSM ガイドラインの第 10 版であるが, 最新の第 11 版における記載と概ね一致しているため, 本稿では腎臓リハビリテーションガイドラインの表を掲載した.

(文献 1 より引用)

類), V(volume：運動量), および P(progression：漸増)の頭文字をとったものであり, これらの項目を念頭に置いて運動療法を具体的に組み立てることが望ましい(表3). FITT-VP に基づいて運動処方を組み立てる際には, 運動を実施する患者の特性(病態や身体機能など)を捉えたうえで個別に提供することが重要となる.

3．運動療法の流れ

運動療法は, 評価→処方→実施→再評価→再処方といった一連の流れで進めていく. まず, 患者それぞれの特性を評価して運動する目的を明確にしたうえで, 先に述べたトレーニングの原理・原則や運動処方の一般原則を十分に考慮した運動内容を処方する. 処方内容を熟考できたら, 実際に患者へ運動療法を提供し, 安全に実施できている

かを確認しながら運動療法を継続していく. 運動中の安全性の確認には, バイタルサインや自覚症状の変動を指標として用いることが多い. 運動療法を一定の期間継続することができたら, 最初に評価した身体機能を再評価し, 運動療法の効果が得られているかを確認する. 再評価の結果を参考にしたうえで, 改めて運動療法の目標を再設定し, FITT-VP を再処方するといった一連の流れで運動療法を進めていくことになる.

運動療法の実際

慢性腎臓病患者に推奨される運動処方を表4に示す[1]. 近年の研究論文では, 透析患者に対して有酸素トレーニングやレジスタンストレーニング, またはそれらを組み合わせて実施することで,

様々なアウトカムにおいて有益な効果を生じることが示されている[13]. 一方で, 実際の臨床現場では, 介入初期から**表4**に示されるようなFITT-VPで運動療法を実施できる透析患者は多くない. まずは, 低頻度・低強度・短時間の運動から導入し, 患者の受け入れに合わせて徐々に頻度・強度・時間を増加させていくのが現実的である. 透析患者では運動量を確保することが重要であり, 運動量は頻度・強度・時間の積と考えることができる. 身体機能の低い透析患者では高強度での運動療法を行うことは難しいため, その代わりに高頻度・低強度・短時間での運動を1日に数回行うなどと運動量を確保する運動処方が有効となる.

透析患者に対する運動処方の流れについては, 前述の**図1**を参照されたい[1]. なお, 身体機能評価に基づいて運動療法を実施する際に, 監視型(透析中や透析前後)で実施するのか, 非監視型(非透析日, いわゆるホームエクササイズ)で実施するかの明確な判断基準はない. 後述する留意点をもとに指導する必要がある.

1. 運動療法プログラムの構成

運動療法プログラムは, ウォームアップ(準備運動), コンディショニング(主運動), およびクールダウン(整理運動)から構成する[12]. ウォームアップは安静から主運動への移行期であり, 主運動の際に生じる生理学的な負荷に身体を適応させる目的がある. クールダウンは主運動から安静への移行期であり, 主運動で生じた精神的・生理学的な反応を安静時の状態にまで戻す役割がある. ウォームアップとクールダウンは主運動よりも低強度で実施し, 5~10分間ほどのストレッチングや有酸素運動を行うことが多い.

2. 透析患者特有の留意点

透析患者に運動処方するうえでは, FITT-VPの他に運動療法を行う時間帯を考慮する必要がある. 運動する時間帯は, 透析日(透析前, 透析中, 透析後)と非透析日に大別できる. 透析前や透析後は, 集団で体操などの運動をするのに適している. 透析中は, 医療者の監視下で運動することが

でき, 継続率が高い特長がある. 非透析日は, 様々な種類の運動が可能であり, 患者自身のペースで運動を進めることができる. 一方, それぞれの時間帯では, バイタルサインや自覚症状の不安定さ, 医療者の仕事量の増加, および継続率の低さといった欠点も併せ持っている. 患者の身体機能やADLに加えて, 運動習慣, 精神心理状況, さらには透析施設のスタッフや家族などによるサポートの状況に合わせて運動が継続できる時間帯を選択することが望ましい.

3. トレーニングの種類

有酸素トレーニングは, 主に運動耐容能の向上を意図して実施する運動療法である. 監視下では自転車エルゴメータやトレッドミルを用いた運動が広く行われ, 自宅ではウォーキングなどを指導することが多い. AT以下の強度を設定することが多く, 強度の指標としては心拍数や自覚的運動強度が用いられる. 近年では, 透析中の運動療法として持ち運び可能な負荷量可変式のエルゴメータが普及してきている.

レジスタンストレーニングは, 主に筋力の向上を意図して実施する運動療法である. 監視下ではマシーンや重錘を用いた運動が広く行われ, 自宅ではゴムバンドや自重を用いた運動を指導することが多い. 強度の指標としては自覚的運動強度が用いられる. 身体機能やADLが低下している透析患者では, レジスタンストレーニングを優先して実施すると日常生活への有益な効果を実感しやすい.

おわりに

現在のところ, 透析患者が外来通院するクリニックに身体機能評価や運動療法を専門とする職種(理学療法士や作業療法士)が常勤勤務している施設は少ない. そのため, 本稿で述べた身体機能評価や運動療法(運動指導)を実施している職種の多くは, 看護師あるいは医師である. これらの状況を踏まえて, 理学療法士や作業療法士がリハビリテーションを専門とする職種でなくても実施可

能な身体機能評価法や運動療法の処方内容を提供するとともに，地域連携(病診連携)を通じてサポートシステムを構築していく必要がある．

文　献

1) 日本腎臓リハビリテーション学会(編)：腎臓リハビリテーションガイドライン，南江堂，2018.
   Summary　我が国で発刊された，腎臓リハビリテーションに関する世界初のガイドラインである.

2) Sakata S, et al：The revised Japanese version of the Cardiovascular Health Study criteria (revised J-CHS criteria). *Geriatr Gerontol Int*, **20**：992-993, 2020.

3) Chen LK, et al：Asian working group for sarcopenia：2019 consensus update on sarcopenia diagnosis and treatment. *J Am Med Dir Assoc*, **21**：300-307, 2020.

4) Guralnik JM, et al：A short physical performance battery assessing lower extremity function：association with self-reported disability and prediction of mortality and nursing home admission. *J Gerontol*, **49**：M85-94, 1994.

5) Guralnik JM, et al：Lower extremity function and subsequent disability：consistency across studies, predictive models, and value of gait speed alone compared with the short physical performance battery. *J Gerontol A Biol Sci Med Sci*, **55**：M221-231, 2000.

6) ATS Committee on proficiency standards for clinical pulmonary function laboratories：ATS statement：guidelines for the six-minute walk test. *Am J Respir Crit Care Med*, **166**：111-117, 2002.

7) 山崎裕司ほか：等尺性膝伸展筋力と移動動作の関連—運動器疾患のない高齢患者を対象として—. 総合リハ, **30**：747-752, 2002.

8) Jassal SV, et al：Functional dependence and mortality in the international dialysis outcomes and practice patterns study(DOPPS). *Am J Kidney Dis*, **67**：283-292, 2016.

9) Matsuzawa R, et al：Habitual physical activity measured by accelerometer and survival in maintenance hemodialysis patients. *Clin J Am Soc Nephrol*, **7**：2010-2016, 2012.

10) Matsuzawa R, et al：Physical activity dose for hemodialysis patients：where to begin? Results from a prospective cohort study. *J Ren Nutr*, **28**：45-53, 2018.

11) 村瀬訓生ほか：身体活動量の国際標準化—IPAQ日本語版の信頼性，妥当性の評価. 厚生の指標, **49**：1-9, 2002.

12) Liguori G, et al：ACSM's guidelines for exercise testing and prescription 11th ed, Wolters Kluwer, 2021.
    Summary　アメリカスポーツ医学会が出版している，運動処方に関する国際的バイブルの改訂第11版である.

13) Bernier-Jean A, et al：Exercise training for adults undergoing maintenance dialysis. *Cochrane Database Syst Rev*, **1**(1)：CD014653, 2022.

MB Med Reha **No.294** : 37-41, 2023

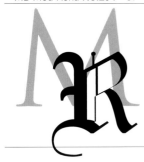

特集／腎臓疾患・透析患者のリハビリテーション診療

透析中運動療法の適応・禁忌とリスク管理

伊藤 修*

Abstract 透析患者の高齢化に伴い，透析患者の身体機能，サルコペニア，フレイルといった問題が注目され，透析患者の運動療法の必要性も認識されてきた．また，透析患者の身体機能，サルコペニアと生命予後の関連や，身体活動量と生命予後の関連が近年明らかになっている．2022年度の診療報酬改定で，「透析時運動指導等加算」として透析中の運動指導に係る評価が新設された．透析患者の運動療法・指導では，患者の身体機能や身体活動量を評価したうえで介入を開始し，定期的な評価を行い運動療法・指導を継続することがその効果を高めるうえで重要である．また，透析患者は循環器疾患や糖尿病などの併存症が多いことから，透析中の運動療法の指導では，運動療法の適応だけでなく，禁忌や中止基準，運動により誘発・悪化するリスクやその管理について熟知している必要がある．

Key words 身体機能(physical function)，身体活動量(physical activity)，透析中運動(intradialytic exercise)，適応・禁忌(indication and contraindication)，リスク管理(risk management)

はじめに

本邦の維持透析患者の患者数増加と高齢化は一途を辿っている．これは，透析導入原因疾患の慢性糸球体腎炎から生活習慣病を基礎疾患とする糖尿病性腎症や腎硬化症への移行，原因疾患への治療や透析療法の進歩，合併症対策による延命効果に起因すると考えられる．この透析患者の高齢化に伴い，身体機能や身体活動といった問題が注目され，運動療法の必要性も認識されてきている．このような動向を受け，2022年度の診療報酬改定で，「透析時運動指導等加算」として透析中の運動指導に係る評価が新設された．これは，慢性維持透析患者に対して，透析中に運動などに係る必要な指導を行った場合について，新たに診療報酬とするものである．本稿では，この透析中の運動療法の適応・禁忌やリスク管理について理論的背景も含めて概説する．

身体機能と生命予後

加齢に伴う骨格筋の減少に対して Rosenberg により提唱されたサルコペニアは，骨格筋量減少を必須としながらも，筋力低下あるいは身体機能低下のいずれかを伴った状態と2010年に新たに定義された[1)2)]．さらに，加齢に伴う一次性サルコペニアに加えて，身体活動低下，栄養摂取不足，腎不全を含む疾患に関連する二次性サルコペニアの概念も提唱された．

2019年に発表されたアジア人のサルコペニア診断基準改訂版では[3)]，筋力として握力と，身体機能として歩行速度，short physical performance battery(SPPB)，5回椅子立ち上がりテストのいずれかを用いた評価が推奨されている．そのカットオフ値は，筋力が男性28 kg未満，女性18 kg

* Osamu ITO, 〒983-8536 宮城県仙台市宮城野区福室1-15-1 東北医科薬科大学リハビリテーション学，教授

未満，歩行速度が 1.0 m/秒，SPPB は 9 点以下，5 回椅子立ち上がりテストが 12 秒以上である．

日本の血液透析患者におけるサルコペニアの有病率は 40%と高く，糖尿病の合併がサルコペニアの独立したリスク因子であった[4]．7 年間追跡調査した血液透析患者のコホート研究において，ベースライン時の膝伸展筋力がドライウェイトの 40%以下の患者は，40%以上の患者に比べて有意に累積生存率が低かった[5]．また，筋量低下，握力低下，その両方（サルコペニア）で層別化された血液透析患者の生命予後を検討したところ，適切な筋量・握力の患者に比べて，筋量低下した患者では 1.35 倍，握力低下した患者では 2.82 倍，サルコペニアの患者では 2.94 倍死亡率が高かった[6]．

症候限界性の心肺運動負荷試験（cardiopulmonary exercise test；CPX）が可能な透析患者において，最高酸素摂取量（Peak $\dot{V}O_2$）は著しく低下しており，年齢予測値の約 60%であった[7]．透析患者の Peak $\dot{V}O_2$ は，貧血に影響されるが，その程度は非透析患者に比べると低下していた[8]．運動耐容能と生命予後の関連を検討した研究では，Peak $\dot{V}O_2$ が 17.5 ml/kg/分未満に低下している血液透析患者では，17.5 ml/kg/分以上の患者に比べて生命予後が不良であり，多変量解析でも Peak $\dot{V}O_2$ が死亡の予測因子となることが明らかになった[9]．また，血液透析患者の 6 分間歩行距離は，正常腎機能者や CKD（慢性腎臓病）ステージ G3〜5 患者に比べて有意に低下しており（557 m，493 m，419 m），この 6 分間歩行距離は下肢のミトコンドリア機能と負の相関があった[10]．

身体活動量と生命予後

米国の調査では[11]，透析患者の約 1/3 がほとんど，または全く運動や身体的活動を行っていなかった．非運動・身体活動群の 1 年後の死亡リスクは，運動・身体活動群の 1.6 倍であり，運動を行わないことは低栄養・左室肥大と同程度に生命予後に関連していた．日本透析医学会の調査では[12]，すべての年齢層で透析患者の約 2/3 がほと

んど，または全く運動や身体的活動を行っていなかった．我が国の結果と同様に，英国の調査では，身体活動性は CKD ステージとともに低下し，不活発な患者の割合が増加し，血液透析患者の 81%が不活発であった[13]．

加速度計付き歩数計を用いた我が国の研究では[14][15]，通常歩行速度および最大歩行速度低下を予防する 1 日の身体活動時間が 50 分未満，歩数が 4,000 歩未満の患者は，累積生存率が有意に低下していた．解析の結果，非透析日 1 日あたり 10 分，歩数に換算すれば約 1,000 歩の散歩運動を実施するだけで，死亡リスクは 22%改善することが明らかになった[14][15]．

運動療法の適応

日本腎臓リハビリテーション学会による腎臓リハビリテーションガイドラインでは，運動耐容能，歩行機能，身体的 QOL の改善効果が示唆されるため，透析患者に運動療法を行うことを推奨している[16]．

前述したエビデンスから，運動療法・指導の適応となるのは，基礎疾患や全身状態については ① 過去 3 か月間に入院イベントを経験していない患者，かつ ② 主治医が臨床的に安定していると判断した患者，移動能力については ① 快適歩行速度が 1.0 m/秒未満，もしくは ② SPPB が 12 点未満の患者，身体活動量については ① 非透析日の歩数が 4,000 歩/日未満，もしくは ② 問診で 30 分以上の散歩が 5 日/週未満の患者である[17]．

透析患者の身体機能評価は 6 か月または 1 年ごとに疾病管理の 1 つとして実施するべきである．まず，移動能力を評価し，低下が認められた患者には身体機能として 6 分間歩行距離，5 回椅子立ち上がりテスト，静的および動的バランス機能として片脚立ち時間と timed up and go test を行う．また，移動能力の低下がない患者には，将来の低下予防のために身体活動量を評価する．身体機能低下を判別するための各指標とそのカットオフ値を**表 1**に示す[17]．

表 1.
透析患者の身体機能指標と
身体機能低下のカットオフ値

指標名	身体機能低下を判別するカットオフ値
客観的指標	
快適歩行速度	<1.0 m/秒
最大歩行速度	男性：<1.48 m/秒　　女性：<1.42 m/秒
SPPB(short physical performance battery)	<12 点
timed up and go test	≧12 秒
等尺性膝伸展筋力	<40%ドライウエイト
5 sit-to-stand test	>14.5 秒(着座まで)
握力	男性：<28 kg　　女性：<18 kg
片脚立ち時間	<5 秒
6 分間歩行距離	<300 m
運動耐容能(peak $\dot{V}O_2$)	<17.5 mℓ/分/kg
主観的指標	
clinical frailty scale	—
functional status	<8 点：高度低下
透析患者移動動作困難度評価表	—

(文献 17 から引用)

表 2. 運動療法の禁忌

絶対的禁忌	相対的禁忌
○急性心筋梗塞	○左冠動脈主幹部病変
○薬物療法で安定していない不安定狭心症	○中等度の狭窄症弁膜症
○自覚症状または血行動態の変化を伴う不整脈	○電解質異常
○自覚症状のある重症大動脈弁狭窄症	○重症高血圧(収縮期 200 mmHg，拡張期 110 mmHg 以上)
○コントロール不良の心不全	○頻脈性または他の要因による流出路狭窄
○急性肺塞栓または肺梗塞	○精神的および肉体的問題による運動能力低下
○急性大動脈解離	○高度房室ブロック

(文献 17 から引用)

運動療法の禁忌・中止基準

透析患者では心血管疾患を合併しているリスクが高いことから，運動療法の禁忌については，心疾患における運動療法に関するガイドラインで示されている禁忌を適用することがすすめられる(**表 2**)[17)18)]．また，運動中止基準については，心血管疾患の運動負荷試験中止基準に準拠する(**表3**)[17)18)]．

運動療法施行時のリスク管理

透析患者において運動で誘導・悪化するアクシデントや合併症には，心血管系合併症を含めていろいろな事例が想定されているが(**表4**)[17)]，これらはリスク管理によって回避できる(**表5**)[19)]．

透析患者では心血管疾患を有する場合が多く，心血管疾患のスクリーニング検査に加えて，運動療法の開始前に CPX などによる運動負荷試験を行うことが望まれる．CPX ができない場合は以下の方法で対応する．① 実測最大心拍数の 50～70％，もしくは ② Karvonen 法［目標心拍数＝(最高心拍数−安静時心拍数)×k＋安静時心拍数］を用いる場合は k＝0.3～0.5 に設定する．安全域が広いと推測される患者では，③ 自覚的運動強度(Borg scale)が「楽である」から「ややつらい」の11～13 になるような強度の運動処方も可能である．また，初回運動時には医療スタッフによる心電図モニター，血圧，脈拍数，呼吸数などの監視下での運動が望まれる．重症の心不全では，心電図モニターの監視下で血圧管理や経皮的動脈血酸

表 3. 運動負荷試験の中止基準

絶対的中止基準	相対的中止基準
○負荷量の増加によっても負荷前より 10 mmHg 以上の血圧低下，虚血の他の所見を合併するとき	○負荷量の増加によっても負荷前より 10 mmHg 以上の血圧低下，虚血の他の所見を合併しない時
○中等度から重度の狭心痛	○著明な ST 低下および QRS 変化(2 mm 以上の水平型または下降型 ST 低下)または著明な軸偏位
○進行する神経症状(失調，ふらつき，または前失神状態)	○多発性心室期外収縮，心室期外収縮 3 連発，上室性頻拍，房室ブロック，徐脈性不整脈
○低灌流症状(チアノーゼ，顔面蒼白)	○疲労，呼吸困難，喘鳴，下肢痛，跛行
○ECG および BP モニタの不備	○心室頻拍と区別できない脚ブロック，心室内伝導遅延
○被検者が中止を希望した時	○増悪する胸痛
○持続性心室頻拍	○過度の血圧上昇(SBP＞250 mmHg and/or DBP＞115 mmHg)

（文献 17 から引用）

表 4. 運動で誘発ないし悪化するアクシデント，合併症

心血管系合併症	心筋虚血(狭心症，急性心筋梗塞)，不整脈，心不全，血圧異常，血栓塞栓症，血管損傷，突然死(特に大動脈弁狭窄症)
呼吸器系合併症	運動誘発性喘息
電解質・代謝系合併症	高 K 血症，代謝性アシドーシス，低血糖
整形外科的合併症	転倒，外傷(打撲，捻挫，脱臼，骨折など)，スポーツ外傷(腱鞘炎，疲労骨折など)
眼科的合併症	糖尿病性網膜症の眼底出血
透析関連合併症	バスキュラーアクセストラブル，PD カテーテルトラブル

（文献 19 から引用）

表 5. 保存期 CKD 患者の運動療法施行時のリスク管理

1. 動脈硬化症
   - ○心臓：心筋梗塞の既往や冠動脈の有意狭窄病変の有無，負荷心電図の結果を把握しておく．負荷心電図にて虚血が陽性であれば，その時点の収縮期血圧と心拍数を確認する．
   - ○下肢：閉塞性動脈硬化症があれば ankle-brachial index(ABI)の結果や足病変の有無を確認する．
2. 糖尿病の合併症
   - ○低血糖：腎機能が低下するとインスリンの分解と代謝機能が低下するため低血糖になりやすい．
   - ○糖尿病網膜症：増殖性網膜症では積極的な運動は禁忌．眼底出血を避けるため，血圧上昇(バルサルバ手技)と低血糖(交感神経を刺激)に注意する．
   - ○糖尿病神経障害：多発性神経障害があれば足部の感覚障害による足病変の出現に注意する．自律神経障害があれば起立性低血圧や無自覚低血糖に注意する．
3. その他(腎機能低下に伴う症状)
   - ○水分貯留：全身の浮腫(四肢や胸水)，高血圧，心不全徴候に注意する．
   - ○高カリウム血症：重症不整脈の出現に注意する．
   - ○貧血：頻脈，息切れ，易疲労が出現する．
   - ○自覚症状：尿毒症になると食思不振，倦怠感，息切れ，易疲労が出現しやすい．

（文献 19 から引用）

素飽和度の測定を行いながら実施する．下肢閉塞性動脈硬化症では，ankle-brachial index(ABI)の結果やフットケアとして足病変の有無を確認する．

糖尿病を有する患者では，糖尿病のコントロールが極端に悪い場合(空腹時血糖 250 mg/dl 以上，尿ケトン体中等度以上陽性)，運動療法を中止・制限する．また，腎機能低下に伴いインスリンの分解が低下し低血糖になりやすいため，低血糖の出現に注意が必要である．糖尿病網膜症や糖尿病神経障害が進行すると運動を制限する必要があるため，糖尿病の患者では，糖尿病合併症の重症度を確認するだけでなく，運動療法による増悪のリスクも管理する．増殖性網膜症では積極的な運動は禁忌である．眼底出血を避けるため，血圧上昇(バルサルバ手技)と低血糖に注意する．糖尿病神経障害では，多発性神経障害があれば足部の感覚障害による足病変の出現に注意し，糖尿病性壊疽がある場合は運動療法を中止・制限する．自律神経

障害があれば起立性低血圧や無自覚性低血糖に注意し，高度の自律神経障害がある場合は運動療法を中止・制限する．

文　献

1) Rosenberg IH：Summary comments：Epidemiological and methodological problems in determining nutritional status of older persons. *Am J Clin Nutr*, **50**：1231-1233, 1989.

2) Cruz-Jentoft AJ, et al：European Working Group on Sarcopenia in Older People. Sarcopenia：European consensus on definition and diagnosis：Report of the European Working Group on Sarcopenia in Older People. *Age Ageing*, **39**：412-423, 2010.

3) Chen LK, et al：Asian Working Group for Sarcopenia：2019 Consensus Update on Sarcopenia Diagnosis and Treatment. *J Am Med Dir Assoc*, **21**：300-307 e2, 2020.

4) Mori K, et al：Impact of diabetes on sarcopenia and mortality in patients undergoing hemodialysis. *BMC Nephrol*, **20**：105, 2019.

5) Matsuzawa R, et al：Relationship between lower extremity muscle strength and all-cause mortality in Japanese patients undergoing dialysis. *Phys Ther*, **94**：947-956, 2014.

6) Isoyama N, et al：Comparative associations of muscle mass and muscle strength with mortality in dialysis patients. *Clin J Am Soc Nephrol*, **9**：1720-1728, 2014.

7) Painter P：Physical functioning in end-stage renal disease patients：update 2005. *Hemodial Int*, **9**：218-235, 2005.

8) Painter P, et al：The impact of recombinant human erythropoietin on exercise capacity in hemodialysis patients. *Adv Ren Replace Ther*, **1**：55-65, 1994.

9) Sietsema KE, et al：Exercise capacity as a predictor of survival among ambulatory patients with end-stage renal disease. *Kidney Int*, **65**：719-724, 2004.

10) Gamboa JL, et al：Skeletal Muscle Mitochondrial Dysfunction Is Present in Patients with CKD before Initiation of Maintenance Hemodialysis. *Clin J Am Soc Nephrol*, **15**：926-936, 2020.

11) O'Hare AM, et al：Decreased survival among sedentary patients undergoing dialysis：results from the dialysis morbidity and mortality study wave 2. *Am J Kidney Dis*, **41**：447-454, 2003.

12) 新田孝作ほか：わが国の慢性透析療法の現況（2018年12月31日現在）．透析会誌，**52**：679-754，2019.

13) Wilkinson TJ, et al：Prevalence and correlates of physical activity across kidney disease stages：an observational multicentre study. *Nephrol Dial Transplant*, **36**：641-649, 2021.

14) Matsuzawa R, et al：Habitual physical activity measured by accelerometer and survival in maintenance hemodialysis patients. *Clin J Am Soc Nephrol*, **7**：2010-2016, 2012.

15) Matsuzawa R, et al：Physical Activity Dose for Hemodialysis Patients：Where to Begin? Results from a Prospective Cohort Study. *J Ren Nutr*, **28**：45-53, 2018.

16) 日本腎臓リハビリテーション学会：血液透析患者に対する腎臓リハビリテーション．腎臓リハビリテーションガイドライン，63-71，南江堂，2019.
Summary　腎臓リハビリテーションに関する世界初のガイドライン．血液透析患者に対する運動療法の効果のシステマティックレビューとなっている．

17) 日本腎臓リハビリテーション学会：透析患者の運動療法の標準プロトコール．腎臓リハビリテーションガイドライン，38-45，南江堂，2019.
Summary　腎臓リハビリテーションに関する世界初のガイドライン．透析患者の運動療法の標準的プロトコールの概説である．

18) 日本循環器学会／日本心臓リハビリテーション学会合同ガイドライン：心血管疾患におけるリハビリテーションに関するガイドライン2021年改訂版，2021.〔https://www.j-circ.or.jp/cms/wp-content/uploads/2021/03/JCS2021_Makita.pdf〕
Summary　2021年に10年ぶりに改訂され，我が国におけるエビデンスや実臨床の経験も取り入れることにより，心臓リハビリテーション診療の標準を示すガイドラインとなっている．

19) 日本腎臓リハビリテーション学会：CKD患者の運動療法．腎臓リハビリテーションガイドライン，33-37，南江堂，2019.

Monthly Book
MEDICAL REHABILITATION
No.293
2023年10月増大号

リハビリテーション医療の現場で役立つ くすりの知識

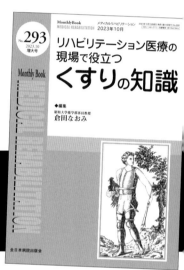

編集 倉田なおみ（昭和大学薬学部客員教授）

定価 4,400 円（本体 4,000 円＋税）　B5 判　182 ページ

リハビリテーション医療の現場で見過ごせない
「くすり」の影響や作用機序、服薬の問題点と対応策など、
明日から役に立つ知識をエキスパートが詳細に解説！

contents

全日本病院出版会　〒113-0033　東京都文京区本郷 3-16-4　Tel：03-5689-5989
www.zenniti.com　Fax：03-5689-8030

MB Med Reha **No.294**：**43–50**, 2023

特集／腎臓疾患・透析患者のリハビリテーション診療

透析中の運動処方1：有酸素トレーニング

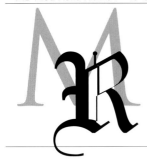

大川卓也[*1]　　田中秀憲[*2]

　Abstract　　透析患者の高齢化に伴い腎臓リハビリテーションの重要性は増しており，中でも運動療法はその中核を担うものである．透析中の運動療法の基本は，有酸素トレーニングとレジスタンストレーニングである．合併症の多い透析患者に対しては，嫌気性代謝域値（AT）レベルでの運動処方と，各種ガイドラインに基づいた有酸素トレーニングを実施することで，安全で効果的な有酸素トレーニングが可能である．透析中の有酸素トレーニングは，透析開始30分後より開始し，透析前半で終了することが推奨されている．主にエルゴメーターが使用されるが，患者の身体機能に応じて負荷量可変型エルゴメーター，電動式エルゴメーター，下肢の自動運動などを選択する．今後，介護保険サービスを利用している患者については，デイケアなどと連携し，非透析日に介護施設で実施する運動療法の充実が望まれる．

　Key words　　有酸素トレーニング（aerobic exercise），嫌気性代謝閾値（anaerobic threshold；AT），運動処方（exercise prescription）

はじめに

　2021年12月末日における透析患者の平均年齢は69.67歳に達し，新規導入患者の平均年齢も71.09歳となっている[1]．透析患者の高齢化は，身体機能，ADLやQOLの低下を惹起し，透析施設では通院時の送迎などの深刻な問題が発生してきている．そのため，近年では透析患者などを長期にわたりサポートするプログラムである腎臓リハビリテーション[2]の重要性が強調されるようになってきた．

　透析患者に対する運動療法の効果は確認されつつあり，日本腎臓リハビリテーション学会では，2018年度に腎臓リハビリテーション指導士制度が開始され[3]，腎臓リハビリテーションガイドラインが発刊された[4]．また，2022年4月には透析患者に対して透析中の運動療法を行った際に算定できる「透析時運動指導等加算」が収載された．

透析患者に対する運動療法について

1．透析患者の特徴

　透析患者は，腎性貧血，MIA（malnutrition inflammation atherosclerosis）症候群，骨格筋減少，骨格筋の機能異常や筋力低下，運動耐容能低下などが認められ[5]，運動耐容能，四肢の筋力，バランス能力などは健常成人の50〜60%に低下していることは以前から知られている[6][7]．また，腎不全による緩衝能の低下（嫌気性代謝閾値（anaerobic threshold；AT）を超えた運動を長時間持続することで乳酸アシドーシスを惹起しやすい＝不整脈の誘発・疲労の蓄積などの危険性が高くなる）や腎性貧血（末梢への酸素供給不足になり低負荷でもATを超える可能性がある）といった透析患者特有の体力特性がある．

[*1] Takuya OKAWA，〒830-0058 福岡県久留米市野伏間1-9-3　野伏間クリニック通所リハビリテーション
[*2] Hidenori TANAKA，同クリニック，院長

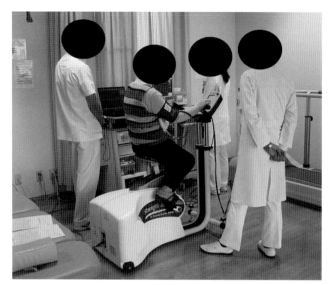

図 1. エルゴメーターを用いた CPX
左より理学療法士，患者，臨床検査技師，医師

2．透析患者に対する運動療法時の注意点

透析患者に対し運動療法を行う際は，前述したように透析患者特有の体力特性や合併症の存在に加え，透析前は溢水状態にあることなどに注意すべきである．平松は，透析患者は極めて高率に虚血性心臓病を合併しており，運動療法を行うにあたり常に虚血性心臓病の合併を考慮し，運動負荷試験を行って運動療法を計画すべきとしている[8]．ほかにも，透析関連アミロイドーシスや変形性関節症，骨折などの骨・関節系，脳卒中などの脳神経系など様々な合併症・併存症を有している場合が多く，栄養状態，認知機能障害なども含めた情報の把握は必要である．

有酸素トレーニングについて

1．有酸素トレーニングの概要

有酸素トレーニングとは，AT より低い負荷で行う運動のことで，高齢者では普通の速さで歩く程度，中高年者では早歩き程度など長く無理なく安全に続けられる運動を指す．身体に広範囲にわたり多くの効果をもたらすが，主な効果としては，運動耐容能の増加，最高酸素摂取量の増加，1 回心拍出量の増加，骨量・骨密度の増加，体脂肪率の減少，インスリン感受性の改善，中性脂肪の減少などがある[4]．

2．有酸素トレーニングにおける適応，禁忌，中止基準

運動療法の適応，禁忌，中止基準の設定などについては，「腎臓リハビリテーションガイドライン」[4]や「心疾患におけるリハビリテーションに関するガイドライン（2021 年改訂版）（※2023 年 7 月 1 日現在，最新版は 2021 年改訂版）」[9]の基準を適用することがすすめられている．

3．心肺運動負荷試験（cardio pulmonary exercise test；CPX）（図 1）と得られる指標

CPX は酸素摂取量（$\dot{V}O_2$），二酸化炭素排出量（$\dot{V}CO_2$），呼吸数，一回換気量などを呼気ガス分析法にて測定し，運動処方の決定，労作時呼吸困難や運動制限の原因検索などを行う．運動負荷の方法は自転車エルゴメーターまたはトレッドミルによるランプ（ramp；直線的漸増）負荷であり，有気的代謝に無気的代謝が加わる直前の $\dot{V}O_2$ を AT と呼ぶ[9]．

$\dot{V}O_2$ は心拍出量の指標であり，個体のエネルギー代謝量の指標かつ運動強度の指標となる．40 歳，体重 70 kg，白人男性の座位の $\dot{V}O_2$ である 3.5 ml/分/kg を 1 MET と定義し，各種の労作に対するエネルギー所要量の単位として使用される[4][9]．その検査で得られた $\dot{V}O_2$ の最高値を最高酸素摂取量（Peak $\dot{V}O_2$）と定義している．透析患者においては，強力な予後規定因子が Peak $\dot{V}O_2$ であり，運動療法による $\dot{V}O_2$ 改善に伴う予後の改善が期待される[10]．

AT は，Peak $\dot{V}O_2$ と同様に運動耐容能や生命予後の指標として重要であり，トレーニングにて改善する．運動療法では，有酸素トレーニング時の運動強度として汎用され，日常活動の可能レベルを示す重要な指標でもあり，日常活動能力を高めるための目標としても利用される．AT 以上の活動ではアシドーシスが進行するとともにカテコラミン分泌が亢進する．前述したような，腎不全による緩衝能の低下や腎性貧血といった透析患者特有の体力特性や合併症を考慮すれば，心拍数や血圧の大きな変化を認めにくく安全性の高い AT レ

表 1. 当法人のおける運動療法開始前の Peak V̇O₂と AT

対　象	運動療法を開始する外来透析患者 48 名(男性 34 名・女性 14 名)	
年　齢	66.8±9.02 歳(55～86 歳)	
透析歴	56.3±66.24 か月(2～275 か月)	
結　果	Peak V̇O₂	3.92±0.98 METs(2.14～6.55 METs)
	AT	2.79±0.50 METs(1.84～4.34 METs)

表 2. Borg 指数

指　数	自覚的運動強度	運動強度(%)
20	もう限界	100
19	非常につらい	95
18		
17	かなりつらい	85
16		
15	つらい	70
14		
13	ややつらい	55
12		
11	楽である	40
10		
9	かなり楽である	20
8		
7	非常に楽である	5
6		

(文献 4 より引用)

ベルの運動強度が最適強度と考えられる．なお，運動負荷試験の禁忌，中止基準については文献 4，9 を参照頂きたい．

4．CPX に基づいた運動処方

CPX を実施し AT を測定．AT をもとにエルゴメーター実施時の仕事率(Watt 数)，目標心拍数を決定する．エルゴメーターの負荷量は運動開始時の循環応答の遅れを考慮し，AT1 分前の負荷量を用い[9]，心拍数で処方する場合は AT 時の心拍数で処方を行う[9]．

当法人外来透析患者における運動療法開始前の CPX の結果を表1に示す．AT は 2～3 km/h，Peak V̇O₂は 4～5 km/h 程度の歩行負荷に値し，健常人の AT が透析患者の Peak V̇O₂に相当するのが現状である．

5．CPX での処方が難しい場合

CPX での運動処方が不可能な場合，文献 4 では下記での処方を推奨している．実測最大心拍数の 50～70%，もしくは Karvonen 法[目標心拍数＝(最高心拍数－安静時心拍数)×k＋安静時心拍数]を用いる場合は，k＝0.3～0.5 に設定する．また，安全域が広いと考えられる患者においては，自覚的運動強度(Borg 指数)が「楽である」から「ややつらい」の 11～13 になるような強度の運動処方も可能であり[11](表2)，簡便的には安静時心拍数＋30 bpm(β遮断薬投与例では＋20 bpm)とする方法も取られている．鈴木は，透析患者は高齢化，実年齢以上の加齢状態であることを考えると，低体力者を想定した運動内容となり，Borg 指数 10 もしくは 11 程度から運動を開始するのが無難としている[12]．

6．透析中の運動療法におけるリスク管理

運動療法前後に血圧など通常のバイタルサインの他に関節痛や筋肉痛などの運動器のチェックも必要である．糖尿病などで末梢神経障害を合併している患者においては，特に足の傷の有無なども観察する(内果をペダルで損傷・出血しても気づかなかった患者を経験した)．体重増加が著明な場合などは主治医と相談し運動をスキップすることも必要な場合もある．

毎回の運動前後のチェック以外に，重症度に応じて重度心不全などでは，心電図モニター監視下で SpO₂などの測定を行いながら実施する．また，初回運動時には医療スタッフによる心電図モニター，血圧，心拍数，呼吸数などの管理下での運動が望ましく，慣れてきたら，血圧・脈拍・自覚症状，自覚的運動強度による管理へ移行していく．運動中止基準は，現在のところでは文献 9 に準拠することとされ，これに従うことで運動にて誘発ないし悪化し得るアクシデント・合併症を予防することが期待できる[4]．リハビリテーション

表 3. CKD 患者に推奨される運動処方

	有酸素運動 (aerobic exercise)	レジスタンス運動 (resistance exercise)	柔軟体操 (flexibility exercise)
頻　度 (Frequency)	3～5 日/週	2～3 日/週	2～3 日/週
強　度 (Intensity)	中等度強度の有酸素運動［酸素摂取予備能の 40～59%，Borg 指数(RPE)6～20 点(15 点法)の 12～13 点］	1 RM の 65～75%(1 RM を行うことはすすめられず，3 RM 以上のテストで 1 RM を推定すること)	抵抗を感じたりややきつく感じるところまで伸長する.
時　間 (Time)	持続的な有酸素運動で 20～60 分/日．しかし，この時間が耐えられないのであれば 3～5 分間の間欠的運動曝露で計 20～60 分/日	10～15 回反復で 1 セット．患者の耐容量と時間に応じて，何セット行ってもよい．大筋群を動かすための 8～10 種類の異なる運動を選ぶ.	関節ごとに 60 秒の静止(10～30 秒はストレッチ)
種　類 (Type)	ウォーキング，サイクリング，水泳などのような持続的なリズミカルな有酸素運動	マシーン，フリーウエイト，バンドを使用する.	静的筋運動

RPE：rating of perceived exertion(自覚的運動強度)，1 RM：1 repetition maximum(最大 1 回反復重量)
運動に際しての特別な配慮
1) 血液透析を受けている患者
・運動は非透析日に行うのが理想的である.
・運動を透析直後に行うと，低血圧のリスクが増えるかもしれない.
・心拍数は運動強度の指標としての信頼性は低いので，RPE を重視する．RPE を軽度(9～11)から中等度(12～13)になるようにめざす.
・患者の動静脈シャントに直接体重をかけない限りは，動静脈接合部のある腕で運動を行ってよい.
・血圧測定は動静脈シャントのない側で行う.
・運動を透析中に行う場合は，低血圧を防止するために，透析の前半で行うべきである．透析中の運動としては，ペダリングやステッピングのような運動を行う．透析中には動静脈接合部のある腕の運動は避ける.
2) 腹膜透析を受けている患者
・持続的携帯型腹膜透析中の患者は，腹腔内に透析液があるうちに運動を試みてもよいが，不快な場合には，運動前に透析液を除去して行うことがすすめられる.
3) 腎移植を受けている患者
・拒絶反応の期間中は，運動自体は継続して実施してよいが，運動の強度は軽くする.

(文献 4 より引用)

機器脱着時や患者自身の運動による突然の血液回路の離脱などのトラブルが発生することも予想されるため，対策のマニュアル整備や非常時に対する訓練なども忘れてはならない.

7．有酸素トレーニングの実際と効果

運動処方は，FITT(frequency；頻度，intensity；強度，time；持続時間，type；種類)に基づいて実施される[4]．CKD 患者に対する運動処方は**表 3** に示すものが標準的なメニューで[4)13)]，一般的な透析中の運動療法は，ストレッチ(3～5 分)→レジスタンストレーニング(10～15 分)→有酸素トレーニング(10～60 分)→ストレッチ(3～5 分)の順に行う．トレーニングの前後にウォーミングアップ・クールダウンとしてストレッチを行う．ウォーミングアップは骨格筋や腱などの柔軟性を高め，整形外科的障害の予防などを目的とし，クールダウンは運動にて活性化した交感神経緊張

を緩徐に低下させ，急激な副交感神経の活性化を予防する．ウォーミングアップとクールダウンのストレッチは同内容でもよい[4)9)].

運動療法を行う時間は，透析療法が安定してくる透析開始 30 分から開始し透析前半で終了するように設定する[14]．エルゴメーター駆動時はゆっくりと負荷を上げていき目標負荷へ到達させる．終了時もゆっくりと負荷を下げていき終了する．運動開始当初は 5～10 分などの短時間・低負荷で開始し慣れてきたら徐々に運動時間延長や負荷増強などを行う．特に運動に慣れていない低体力者の場合は慎重に行う.

エルゴメーターには，ペダルの重さ負荷の設定ができないがアシスト機能としての運動速度が設定できる電動式エルゴメーターとペダルの重さが設定できる負荷量可変型エルゴメーターがある．筋力低下が著しい，易疲労，運動意欲が低いなど

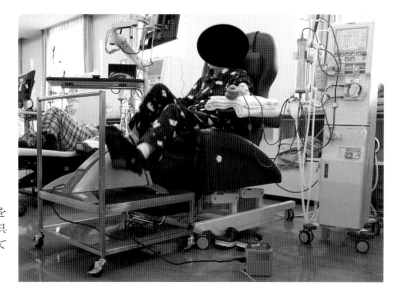

図 2.
当法人におけるエルゴメーター駆動
営繕課が自作した台車に滑り止めマットを
敷き，全ての車輪にロックをかけ，義肢装具
士作成の特製ベルクロでチェアに固定して
いる.

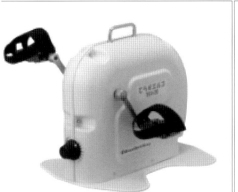
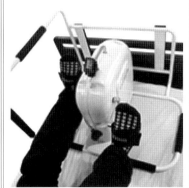
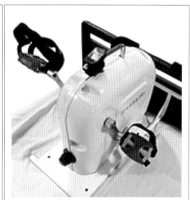

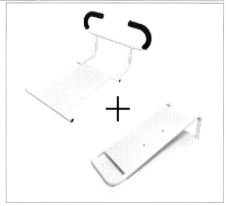

図 3.
有酸素トレーニングに使用する機器と固定器具の1例
（昭和電機株式会社ホームページより引用）

の患者には前者が適する場合が多く，後者での負
荷調整には電気を用いるものと磁石を用いるもの
がある．ベッド，リクライニングチェアのいずれ
の場合にもエルゴメーターの固定方法には苦慮す
るところであり，当法人では営繕課職員が作製し
た台車を使用しているが（図2），最近では固定器

具も商品化されており（図3）[15]，施設の患者背景
や使用する環境などを考慮した機器の選定を行い
たい.

透析中の運動療法の効果として，松嶋はAT な
どが有意に増加したとしており[16]，Miura らは，
負荷量可変型エルゴメーターと電動式エルゴメー

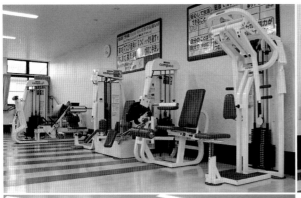
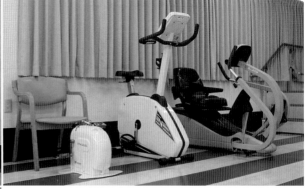
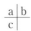
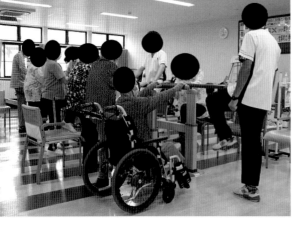

図 4.
デイケアにおける運動療法
　a：トレーニング機器群
　b：有酸素トレーニング機器群
　　機器は身体機能に応じて使い分けている.
　c：集団体操
　　内容によってはスタッフも疲労を覚えるほ
　　どの負荷になる体操もある.

ターによる 12 週間の透析中の運動が身体機能に
与える影響について検討しており，負荷量可変型
エルゴメーター群において下肢筋力と運動耐容能
が有意に増加したとしている[17]．運動処方に基づ
いて負荷設定が可能な負荷量可変型エルゴメー
ターでの運動が望ましいが，低体力者やペダル漕
ぎに慣れていない患者(特に臥位でのペダル漕ぎ
は案外難しい場合がある)では電動式エルゴメー
ターで運動を開始し，慣れてきたら負荷量可変型
エルゴメーターへ変更するなどの配慮や，麻痺な
どでペダル漕ぎ時に下肢が外旋する場合は下肢を
ゴムチューブで固定するなどの工夫も必要であ
る．エルゴメーターのほかにも低周波電気刺激な
ども使用されている．これらの器具などがない施
設でも，ボール踏み，足踏み運動や下肢挙上で有
酸素トレーニングを行うこともできる[4)18]．高齢・
低体力者については，低強度・低頻度の運動でも
長期間継続すれば効果があるとされており[19]，ま
ずは運動療法の開始・継続をすすめていきたい.

介護施設との連携

　運動療法が必要な透析患者は身体機能・ADL
が低下し，なにかしらの介護保険サービスを利用
している場合が多い．介護保険サービスの中で
も，デイケア・デイサービスなどが運動療法を提
供しており，中でもデイケアは，理学療法・作業
療法などで利用者の心身の機能の維持回復を図る
施設とされ，理学療法士などリハビリテーション
専門職が従事者に含まれている[20]．医療機関のリ
ハビリテーション室と遜色ない機器が配置され運
動療法が積極的に行われているデイケアなどもあ
り(図 4-a，b)．集団体操も広く行われている(図
4-c)．透析患者への運動療法において，有酸素ト
レーニングは 3〜5 日/週，レジスタンストレーニ
ングは 2〜3 日/週が標準的と言われており(表
3)[4)13]．非透析日の監視下運動療法が運動耐容能
などの改善に効果的だったという報告もあること
から[21]，非透析日の介護施設における監視下での
運動も活用し，表 4 の如く透析室と介護施設で役

表 4. 透析室と介護施設で行う運動療法

	透析日	非透析日
頻　度	週3日	週1～3日(要介護度などで変化)
運動を行う場所・運動肢位	透析室にて透析を行いながらベッド上臥位やリクライニング座位で行う.	デイケアなど介護施設にて立位や座位で行う.
有酸素トレーニング	ベッド上臥位やリクライニング座位でのエルゴメーター駆動や足踏みなど.	座位でのエルゴメーター駆動, スタッフと屋外散歩, 座位や立位での集団体操, 園芸など身体を持続的に使う活動
レジスタンストレーニング	ベッド上臥位やリクライニング座位にて, 重錘やゴムバンド, 自重を用いたトレーニング	座位や立位でマシンや重錘, ゴムバンド, 自重を用いたトレーニング, 座位や立位での集団体操

(筆者作成)

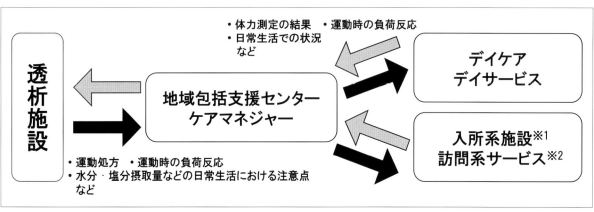

図 5. 透析施設と介護施設の連携
※1介護老人保健施設・特別養護老人ホーム・サービス付き高齢者向け住宅など
※2訪問リハビリテーション・訪問看護・訪問介護(ヘルパー)など

割分担しても良いのではと考える. 介護施設では透析患者の運動負荷設定に悩むことも予想されるので, 透析室で作成した運動処方の提供などを行えば, より安全で確実な運動療法の提供ができるであろう. また, 介護施設との情報交換は地域包括支援センターやケアマネジャーを介することで確実に行われることが期待される(図5). 包括的に透析患者を支援するには自施設完結では困難であり, 今後は介護施設との連携が不可欠になってくると考える.

最後に

15年ほど前に透析患者への運動療法に関わり始めた頃,「少し前まで透析室で運動会が行われていたが, 転倒・骨折者が出たので中止になった」と患者から聞いたことを思い出した. 現在では車両による送迎も珍しくない状況になっており, 30年ほどで患者層が大きく変化してきたことを再確認した. 透析患者の身体機能やQOLの維持・改善に対し効果的な運動療法の提供を行っていきたいと考える.

文　献

1) 花房規男ほか：わが国の慢性透析療法の現況(2021年12月31日現在). 透析会誌, 55(12)：665-723, 2022.
2) 上月正博(編)：腎臓リハビリテーション 第2版, 医歯薬出版, 2018.
   Summary 運動療法のみならず, 腎臓病の基礎知識や広義の腎臓リハビリテーションまで網羅しており, 腎臓リハビリテーションに関わるスタッフとして是非読んでいただきたい.
3) 日本腎臓リハビリテーション学会ホームページ〔https:jsrr.smoosy.atlas.jp/ja〕(2023年7月1日アクセス)
4) 日本腎臓リハビリテーション学会：腎臓リハビリテーションガイドライン, 南江堂, 2018.

Summary 運動療法に関するエビデンスのみならず, 腎臓リハビリテーションに関する腎機能・運動療法・栄養の評価ならびに運動療法の実際が記載されている.

5) 上月正博：腎臓機能障害者のリハビリテーション. 理療ジャーナル, 48(8)：691-698, 2014.

6) 齋藤正和ほか：透析患者の体力特性とその測定方法. 理学療法, 22(1)：258-262, 2005.

7) Johansen KL, et al：Physical activity levels in patients on hemodialysis and healthy sedentary controls. *Kidney Int*, 57：2564-2570, 2000.

8) 平松義博：虚血性心疾患合併のリハビリテーション. *MB Med Reha*, 131：27-33, 2011.

9) 日本循環器学会編：心血管疾患におけるリハビリテーションに関するガイドライン2021年改訂版, 2021.

10) Sietsema KE, et al：Exercise capacity as a predictor of survival among ambulatory patients with end-stage renal disease. *Kidney Int*, 65(2)：719-724, 2004.

11) Borg GA：Perceived exertion. *Exerc Sport Sci Rev*：131-153, 1974.

12) 鈴木一裕：サルコペニア・フレイルと運動療法. 診断と治療, 108(11)：1475-1481, 2020.

13) American College of Sports Medicine：ACSM's Guidelines for Exercise Testing and Prescription 10th ed, WOLTERS KLUWER, 2017.

14) 平松義博：透析患者へのリハビリテーション—運動療法の実際. 臨牀透析, 33(1)：93-100, 2017.

15) 昭和電機株式会社ホームページ. 〔https://www.showadenki.co.jp/terasu/product/erugo/erugo4/index.html〕(2023年7月1日アクセス)

16) 松嶋哲哉：透析患者における運動とその効果. 日透医会誌, 28：94-100, 2013.

17) Miura M, et al：Training with an Electric Exercise Bike versus a Conventional Exercise Bike during Hemodialysis for Patients with End-stage Renal Disease：A Randomized Clinical Trial. *Prog Rehabil Med*, 2：20170008, 2017.

18) 大山恵子：透析中の運動療法(指導)の実際と管理・運営. 日腎リハ会誌, 1(2)：185-204, 2022.

19) 厚生労働省：健康づくりのための身体活動基準, および指針(アクティブガイド), 2013. 〔https://www.mhlw.go.jp/seisakunitsuite/bunya/kenkou_iryou/kenkou/undou/index.html〕(2023年7月1日アクセス)

20) 厚生労働省：通所リハビリテーション. 平成十一年厚生省令第三十七号「指定居宅サービス等の事業の人員, 設備及び運営に関する基準」第110条.

21) Konstantinidou E, et al：Exercise training in patients with end-stage renal disease on hemodialysis：Comparison of three rehabilitation programs. *J Rehabil Med*, 34：40-45, 2002.

MB Med Reha **No.294**：51-56, 2023

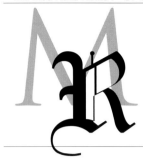

特集／腎臓疾患・透析患者のリハビリテーション診療

透析中の運動処方2：レジスタンストレーニング

齊藤正和*

Abstract　透析患者を含む慢性腎臓病患者では，様々な要因によりフレイルやサルコペニア発症リスクが高い．骨格筋機能の維持・向上には最適な透析療法，栄養療法に加えて，レジスタンストレーニング(RT)を中心とした運動療法が重要となる．透析患者に対するRTは，主に透析中に実施するRTと透析中以外に実施するRTに分類される．特に，透析中に実施するRTは，ベッド上で実施されることが多く，トレーニング様式も，トレーニングチューブ，トレーニングボール，重錘やダンベルを使用したものに限局される．そのため，定量的な運動処方が難しく，透析中に実施するRTに関する質の高いエビデンスも十分ではないのが現状である．

　本稿では，透析患者に対するRTの効果について概説するとともに，透析中に実施するRTの実践におけるtipsについて述べる．

Key words　慢性腎臓病(chronic kidney disease)，血液透析(hemodialysis)，レジスタンストレーニング(resistance exercise)，運動処方(exercise prescription)

はじめに

慢性腎臓病患者では，フレイルやサルコペニアなどの合併リスクが高いことが示されている．これらの予防や治療戦略として運動療法が推奨されており，特に漸増的なレジスタンストレーニングは，慢性腎臓病患者の骨格筋量増加，骨格筋力改善，身体パフォーマンス向上ならびに健康関連QOLの改善などの効果が報告されている[1]．本稿では，慢性腎臓病患者に対するレジスタンストレーニングの効果について概説するとともに，日常臨床におけるレジスタンストレーニングの実践におけるtipsについて述べる．

慢性腎臓病患者に対する
レジスタンストレーニングの効果

血液透析患者に対するレジスタンストレーニングには，血液透析中に実施するレジスタンストレーニングと血液透析中以外に実施するレジスタンストレーニングの2つに分類される．本稿のテーマである，血液透析中に実施するレジスタンストレーニングのエビデンスは未だ十分ではないのが現状であり[2]，今後も無作為化比較試験などによる質の高いエビデンスの構築が喫緊の課題である．

現時点で明らかになっている血液透析中に実施するレジスタンストレーニングについては，以下のような効果が示されている[3]．

↓炎症(↓C-反応性蛋白：CRP)

↑筋力(握力，膝伸展筋力)

↑骨格筋量(bioelectrical impedance analysis：BIA法，dual energy X-ray absorptiometry：DXA法)

↑身体パフォーマンス(short physical perfor-

* Masakazu SAITO，〒 113-8421　東京都文京区本郷 2-1-1　順天堂大学保健医療学部理学療法学科，准教授

表 1. 慢性腎臓病患者に推奨される運動処方

	有酸素運動 (aerobic exercise)	レジスタンス運動 (resistance exercise)	柔軟体操 (flexibility exercise)
頻　度 (frequency)	3〜5 日/週	2〜3 日/週	2〜3 日/週
強　度 (intensity)	中等度強度の有酸素運動(酸素摂取予備能の 40〜59%. Borg 指数(RPE)6〜20 点(15 点法)の 12〜13 点)	1 RM の 65〜75%(1 RM を行うことはすすめられず. 3 RM 以上のテストで 1 RM を推定すること)	抵抗を感じたりややきつく感じるところまで伸長する.
時　間 (time)	持続的な有酸素運動で 20〜60 分/日, しかし, この時間が耐えられないのであれば 3〜5 分間の間欠的運動曝露で計 20〜60 分/日	10〜15 回反復で 1 セット. 患者の耐容能と時間に応じて, 何セット行ってもよい. 大筋群を動かすための 8〜10 種類の異なる運動を選ぶ.	関節ごとに 60 秒の静止(10〜30 秒はストレッチ)
種　類 (type)	ウォーキング, サイクリング, 水泳などのような持続的なリズミカルな有酸素運動	マシーン, フリーウエイト, バンドを使用する.	静的筋運動

RPE；rating of perceived exertion(自覚的運動強度), 1 RM；1 repetition maximum(最大 1 回反復重量)

(文献 1 より引用)

mance battery；SPPB, 6 minute walk test；6MWT)

Dong らは, サルコペニアを合併する血液透析患者に対して, 透析中に中強度から高強度の漸増的レジスタンストレーニングを実施し, 臨床的に意義のある最小変化量(minimal clinically important difference；MCID)を超える握力改善が得られたことを示している[4]. 一方, Olvera-Soto らは血液透析患者を対象に透析中に実施する低強度レジスタンストレーニングにより膝伸展筋力が有意に改善したことを報告しているが[5], いずれも MCID を上回る改善効果を示していないのが現状である. このように, 透析中に実施するレジスタンストレーニングにおいて, 臨床的に意義のある改善を得るためには, 運動強度漸増または運動頻度増加, 運動期間延長などの工夫が必要になるものと考える. 一方で, 血液透析患者では運動療法のアドヒアランスが不良であることが課題とされており, レジスタンストレーニングの効果を最大限に引き出すためにも, 運動継続率を維持しつつ, 運動頻度増加, 運動期間延長を考慮したレジスタンストレーニングの支援が重要となる. Olvera-Soto らの報告では, 2 回/週, 12 週間透析中に実施するレジスタンストレーニングにより握力 9.8%の改善を認めたのに対して[5], Dong らは同様の運動プログラムを 3 回/週, 12 週間実施して握力 23.5%の改善を示している[4]. 同様に, 血液透析患者に対するレジスタンストレーニングによる骨格筋量改善に関する効果は, 骨格筋力の改善に対してより介入期間を要することが指摘されており, 運動療法の中断を回避しながら長期間にわたってレジスタンストレーニングを継続してもらう工夫が重要と考える[3].

慢性腎臓病患者に対する
レジスタンストレーニングの実践

腎臓リハビリテーションガイドライン[1]においても有酸素運動と同様にレジスタンストレーニングが, 慢性腎臓病患者に対する推奨される運動処方として掲載されている(表1). 一方で, 血液透析患者にレジスタンストレーニングを実施する際には, 以下のようなリスク・安全管理のポイントを押さえたうえでレジスタンストレーニングを開始することが重要となる.

① 適応と禁忌の確認
② 目的の明確化
③ 医師の指示の確認
④ 説明と同意
⑤ 関節可動域や粗大筋力の評価
⑥ 骨・関節疾患, 筋疾患の確認や疼痛の評価

一般に血液透析患者を含め慢性腎臓病患者に対するレジスタンストレーニングの運動処方は表2に示すように 2〜3 日/週の運動頻度, 1 回最大挙上重量(1 repetition maximum；1 RM)の 65〜

表 2. 透析患者に対する運動療法・指導の具体例

	種　目	運動時間	運動頻度	運動強度
有酸素運動	• エルゴメータ • トレッドミル	20〜40 分	週 3〜5 回	• RPE 11〜13 • 嫌気性代謝閾値の心拍数* • 最高心拍数*の 50〜70%
	• 散歩(自宅)	30 分/日	週 4〜7 日 (非透析日中心に)	• 息切れが生じない速さ
	• 身体活動量(自宅)	4,000 歩	週 4〜7 日 (非透析日中心に)	• RPE 11〜13
レジスタンス トレーニング	• 重錘，セラバンド	10〜20 分	週 3〜5 回	• RPE 13〜17
	• 自重トレーニング(スクワット，カーフ 　レイズ，椅子からの立ち座り)			• 1 RM(or 5 RM)の 60〜70%
	• 神経電気刺激	20〜40 分	週 3 回	• 耐え得る最大の出力
バランス トレーニング	• バランスマット上 • 片脚立位，タンデム立位，セミタンデム 　立位，閉脚立位	5 分	週 3〜5 回	• 上肢支持なしで，最低 10 秒以上は 　保持可能な姿勢

*：運動負荷試験から得られた

(文献 1 より引用)

表 3. 運動療法の禁忌

絶対的禁忌	相対的禁忌
• 急性心筋梗塞 • 薬物療法で安定していない不安定狭心症 • 自覚症状または血行動態の変化を伴う不整脈 • 自覚症状のある重症大動脈弁狭窄症 • コントロール不良の心不全 • 急性肺塞栓または肺梗塞 • 急性大動脈解離	• 左冠動脈主幹部病変 • 中等度の狭窄症弁膜症 • 電解質異常 • 重症高血圧(収縮期 200 mmHg，拡張期 110 mmHg 以上) • 頻脈性または他の要因による流出路狭窄 • 精神的および肉体的問題による運動能力低下 • 高度房室ブロック

(文献 1 より引用)

75％程度の運動強度，8〜10 種類の異なる運動から構成されるレジスタンストレーニングについて各々 10〜15 回反復を 1 セットとして 1〜3 セット実施することが推奨されている．しかしながら，レジスタンストレーニング開始時は，トレーニングの姿勢の確認，トレーニングのスタートポジションやエンドポジションの確認，無負荷(低負荷)での運動方向，運動範囲，運動速度の確認，トレーニングと同調した呼吸法について説明・指導を行いながら適切なレジスタンストレーニングが可能と判断された後に目的の運動強度に徐々に漸増していくことが重要となる．

血液透析患者に対するレジスタンストレーニングは，血液透析中に実施するレジスタンストレーニングに加えて，血液透析中以外に実施するレジスタンストレーニングがある．症例ごとの血液透析療法や合併症の管理状況，身体機能などを考慮しつつ，レジスタンストレーニングの目的を明確にしたうえでこれらの 2 つのレジスタンストレーニングを併用することが望ましい．

1．血液透析中に実施するレジスタンストレーニング

血液透析中にレジスタンストレーニングを実施する際には，運動療法の禁忌に該当しないことを確認したうえで(表 3)，初回運動時には医療スタッフによる心電図モニター，血圧，心拍数，呼吸数などの管理下での運動療法の実践が望まれる．レジスタンストレーニングに慣れてきたら，医療スタッフのモニタリングのもとで，血圧，脈拍数や自覚症状による運動管理に移行するのが望ましい．血液透析中に実施するレジスタンストレーニングとして，腎臓リハビリテーションガイドラインには，トレーニングチューブ，ダンベル，トレーニングボールなどを使用した肩関節屈曲・

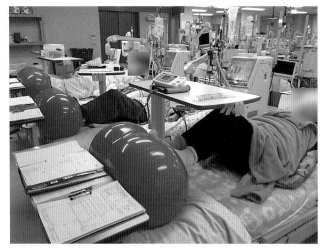

図 1. 透析中にトレーニングボールを使用して
集団で実施するレジスタンストレーニング

外転, 肘関節屈曲, 手指屈曲, 股関節屈曲・外転・内転, 足関節背屈, 膝関節伸展, 腹筋運動ならびにブリッジ運動などが掲載されている. これらのレジスタンストレーニングは簡便に実施できる点が臨床的な利点ではあるが, 定量性という点では不安が残るため最適な運動処方を実施するためには以下の点に注意を払った運動指導が重要となる（図1, 2）.

① トレーニングチューブを用いたレジスタンストレーニング
- チューブを固定する場所
- チューブの巻き方
- チューブを把持する部位（チューブの長さ）
- トレーニングの方向, 角度, 範囲
- トレーニング姿勢（ベッドアップ角度）

② トレーニングボールを用いたレジスタンストレーニング（図3）
- ボールの設置位置
- ボールの空気圧
- トレーニング姿勢（ベッドアップ角度）

③ 重錘を用いたレジスタンストレーニング
- 重錘を巻く位置
- トレーニングの方向, 角度, 範囲
- トレーニング姿勢（ベッドアップ角度）

血液透析中に実施するレジスタンストレーニングの運動処方としては低強度で実施することが望ましいとされているが, 安全性が確認された後は, 血液透析療法の実施状況, 合併症の管理状況, 身体機能に応じて, レジスタンストレーニングの目的を明確にしたうえでテーラーメイドの運動処方を実施することが望ましい. 一方で, 血液透析中にグループで実施する運動療法は, 個々で運動療法を実施するよりも高い興味や前向きな気持ちを維持することが可能であり, 運動療法に対する意欲や運動継続率の改善に寄与する. 筆者らも, トレーニングボールを用いた透析中に実施するレジスタンストレーニングを個々の病態や身体機能に応じてテーラーメイドに運動処方を設定したうえで, 複数人が同時間帯に集団で実施する運動療法を実施しその有用性を報告している[6]. また, 透析療法中に実施する運動療法は医療者の監視下にて実施することができるため適切な運動方法で実践できる点, 安全面に配慮できる点, 運動継続率を高めることができる点が利点として示されている.

2. 血液透析中以外に実施するレジスタンストレーニング

血液透析中に実施するレジスタンストレーニングは, 安全面への配慮から臥位やベッドアップ位で実施されることが多い. そのため, 移乗動作, 立ち上がり動作や立位でのバランス機能の改善を目的としたレジスタンストレーニングを実施する際には不十分となる可能性がある. そのため, 送迎車から車椅子で移動されるような能力低下を呈する血液透析患者やフレイル・サルコペニアを呈する血液透析患者では, これらの機能改善を目的とした座位や立位でのレジスタンストレーニングを血液透析中以外に併用することが望まれる. そこで, 座位保持が安定している血液透析患者などでは, 血液透析療法を実施する前や後に監視下で立ち座り練習やベッドと車椅子の間で移乗動作練習などのレジスタンストレーニングを実施することも考慮すると良い. また, 立位保持が安定している血液透析患者では, 立ち座り練習, カーフレイズなども有用な自重負荷によるレジスタンスト

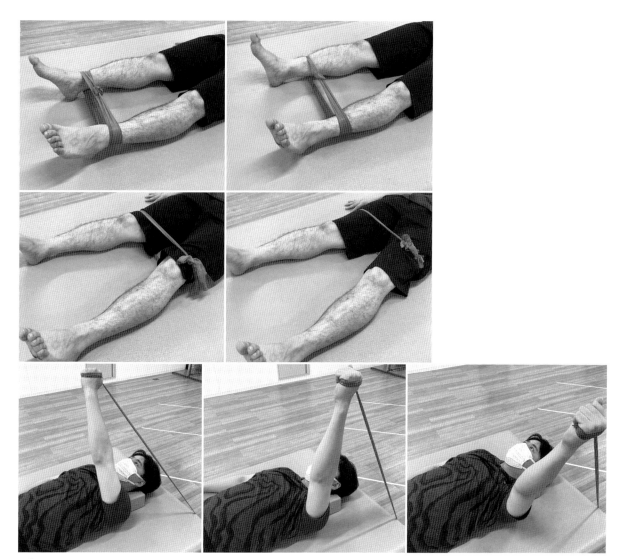

```
a b
c d
e f g
```

図 2. トレーニングチューブを用いたレジスタンストレーニングの注意点
トレーニングチューブの巻き方や保持する場所に加えて，固定位置や運動方向により運動強度が異なる．
股関節外転運動：ⓐ 足関節にトレーニングチューブを固定，ⓑ 足関節よりも中枢側に 5 cm 程度上方にトレーニングチューブを固定．ⓐ に比べてⓑ の方が楽にトレーニングが実施できる．
股関節外転運動：ⓒ 膝関節直上にトレーニングチューブを固定，ⓓ 複数回トレーニングをしている中でトレーニングチューブが中枢側に移動．ⓒ に比べてⓓ の方が楽にトレーニングが実施できる．
肩関節伸展運動：ⓔ 肩関節内転位，ⓕ 肩関節中間位，ⓖ 肩関節外転位．ⓔ では肩関節内転，ⓖ では肩関節外転筋群の代償運動が入っている．

レーニングとなる．一方で，血液透析中以外に実施する運動療法では，疾病管理能力，身体機能，認知機能や運動療法を一緒に実施してくれる介助者の有無などを包括的に判断し非監視型で安全に実施可能な場合に運動療法の指導を行う必要があ

る．また，非監視型の運動療法は監視型の運動療法に比べて運動継続率が極めて低いことが示されており，定期的に運動療法の実施状況の確認をはじめ運動療法の継続を支援する取り組みも必要となる．

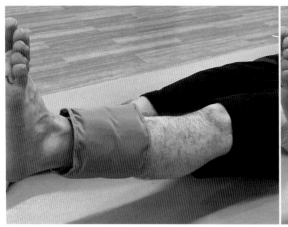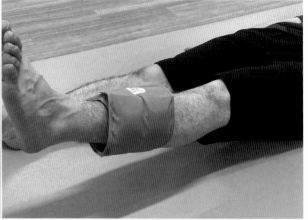

図 3. 重錘を用いたレジスタンストレーニングの注意点 a｜b

重錘を巻く部位により運動強度が異なる.

股関節屈曲(SLR)：ⓐ 足関節直上に重錘を固定．ⓑ 足関節よりも中枢側に 5 cm 程度上方に重錘を固定．ⓐ に比べてⓑ の方が楽に運動が実施できる．また，重錘の固定が緩いと数回トレーニングをしている中で重錘が中枢側に移動することがある．

最後に

　透析中に実施するレジスタンストレーニングを含め血液透析患者に対するレジスタンストレーニングを中心とした運動療法に関する十分なエビデンスが確立していないのが現状である．そのためには，医療従事者と患者のみならず患者家族を含めて長期間にわたるレジスタンストレーニングの取り組みが重要となる．また，定期的にフレイル，サルコペニアならびに悪液質のスクリーニングや評価を実施し，早期の段階から予防的介入を実施していくことが重要である．また，血液透析中に安全かつ効果的なレジスタンストレーニングを実施するためには，最適な血液透析療法ならびに栄養療法が必須となるため，多角的視点から血液透析患者をアセスメントしたうえでレジスタンストレーニングの適応判断や運動処方を検討することが重要となる．

文　献

1）日本腎臓リハビリテーション学会：腎臓リハビリテーションガイドライン，南江堂，2018.
　Summary 腎臓リハビリテーションは，フレイルやサルコペニアの予防や改善のみならず心血管疾患予防による生命予後改善効果が期待されている．

2）Perez-Dominguez B, et al：Effects of resistance training on patients with End-Stage Renal Disease：an umbrella review with meta-analysis of the pooled findings. *J Nephrol*, **36**：1805-1839, 2023.

3）Noor H, et al：Resistance exercise and nutritional interventions for augmenting sarcopenia outcomes in chronic kidney disease：a narrative review. *J Cachexia Sarcopenia Muscle*, **12**(6)：1621-1640, 2021.
　Summary 慢性腎臓病患者のサルコペニア予防や治療には，定期的なフォローアップならびにレジスタンストレーニングを含めた集学的な患者中心のアプローチが重要となる．

4）Dong ZJ, et al：Effects of intradialytic resistance exercise on systemic inflammation in maintenance hemodialysis patients with sarcopenia：a randomized controlled trial. *Int Urol Nephrol*, **51**(8)：1415-1424, 2019.

5）Olvera-Soto MG, et al：Effect of Resistance Exercises on the Indicators of Muscle Reserves and Handgrip Strength in Adult Patients on Hemodialysis. *J Ren Nutr*, **26**(1)：53-60, 2016.

6）Saitoh M, et al：Effects of Intradialytic Resistance Exercise on Protein Energy Wasting, Physical Performance and Physical Activity in Ambulatory Patients on Dialysis：A Single-Center Preliminary Study in a Japanese Dialysis Facility. *Ther Apher Dial*, **20**(6)：632-638, 2016.

MB Med Reha **No.294**：57-66, 2023

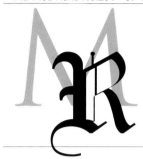

特集／腎臓疾患・透析患者のリハビリテーション診療

透析中の運動療法の実際（前後評価と管理運営）

大山恵子*

Abstract　腎臓リハビリテーションを成功させるには，患者教育以上に医療従事者教育が大事である．運動に関して好印象を持っている医療従事者を核とする運動チームを立ち上げて，運動チームが中心となって全医療従事者を教育し，全医療従事者が全患者の運動療法に係わることが大事である．患者に寄り添うためには医療従事者が患者の行う運動を体験する必要がある．患者が行う運動は，簡単，低強度で，楽しく行うことができ，効果，達成感を自覚できるものでなくてはならない．運動時期は，除水が行われて循環動態が安定してくる透析開始30分からの透析前半がすすめられる．有酸素運動とレジスタンス運動を組み合わせた運動を20〜30分間行うが，その際に医療従事者が付き添って声掛け，励ましなどを行うことが運動継続につながる．6か月ごとに行う体力測定では評価項目がわかりやすい表を使って説明し，改善した点について褒めることを行い，患者とともに喜ぶことが大事である．

Key words　血液透析(hemodialysis)，運動療法(exercise training)，医療従事者教育(education for medical staff)，身体機能評価(evaluation of physical function)，運営(management)

はじめに

透析患者は高齢者が多く，蛋白制限による低栄養状態，身体活動量の低下，合併する糖尿病や代謝性アシドーシス，慢性炎症状態，酸化ストレス，透析液中へのアミノ酸喪失など多くの因子が関与して骨格筋量と筋力が健常人に比べて低下しておりサルコペニアやフレイルの合併率が高く，日常生活の移動能力は低下している[1]．腎臓病は1990年代までは保存期，透析期いずれにおいても，安静にすることが治療の一手段であったが，適度な運動は腎機能低下を進行させずむしろ腎保護的に作用することが，腎疾患モデル動物を用いた基礎研究や[2]，慢性腎臓病(CKD)患者を対象とした介入研究で証明されるようになった[3]．運動をしな

い透析患者は生命予後が悪いこと[4]，適度な運動を行うことが透析患者の運動耐容能の改善や，ADL，生命予後の向上に役立つことなどが示されてきた[5]．しかし，現状では透析患者で運動習慣を有する者は少なく，2018年にJSDT(日本透析医学会)が行った統計調査では運動をほとんどしない透析患者が各年齢層で60〜80％に及ぶことが示されている[6]．

このようなことを背景に，腎臓リハビリテーションという概念が生まれ，2011年には日本腎臓リハビリテーション学会が設立され，「腎臓リハビリテーションガイドライン」も刊行されている[7]．2022年4月からは透析患者に対して透析中の運動療法を行った際に算定できる「透析時運動指導等加算」が収載され，透析患者に対しての運

* Keiko OYAMA，〒130-0026 東京都墨田区両国3-21-1 グレイスビル両国4階　医療法人社団つばさクリニック，院長

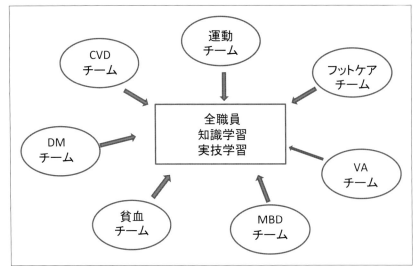

図 1.
専門チームによる全体教育
CVD：心血管疾患
DM：糖尿病
MBD：骨ミネラル代謝異常
VA：シャント管理(バスキュラー
　　　アクセス)

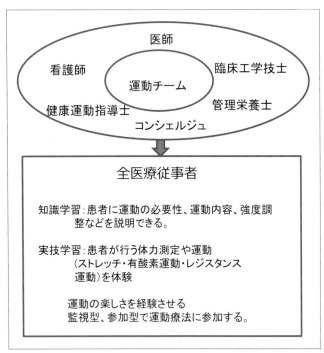

図 2. 運動チームの構成員と全体教育

透析中の運動療法を始めるにあたって

1．管理・運営
1）疾患別リハビリテーションと腎臓リハビリテーションの違い

　整形外科的疾患や脳血管疾患によって運動器障害を被った患者が対象である疾患別リハビリテーションでは，患者は「元に戻りたい」，「治したい」とリハビリテーションに対して前向きである．また，指導者は専門教育を受けた理学療法士や作業療法士であるためリハビリテーションはスムーズに行われる．一方，腎臓リハビリテーションでは，それぞれの ADL に合わせた日常生活を送っている外来維持透析患者が主な対象で，患者は日常に不便さを感じにくくなっており，運動習慣もなく運動に対して前向きでない者が多い．また，多くの透析施設では専門教育を受けた理学療法士や作業療法士が在籍しておらず，運動指導の教育を受けてこなかった医師，看護師，臨床工学技士，栄養士などが運動指導を行わなくてはならない．運動に対しての知識や実技経験が乏しい指導者によって行われる運動療法では，本来が運動に前向きでない患者に運動を行うように指導しても，運動の継続どころか，運動の導入すら難しい．腎臓リハビリテーションを成功させるには，患者教育以上に医療従事者教育が重要である．

動療法を実施する施設が増加してきたと思われるが，運動習慣の少ない透析患者に運動を行わせることに苦労を感じている施設が多いのではないかと推察される．本稿では透析中の運動療法を成功させる管理・運営方策を中心に透析中の運動療法の実際について概説する．

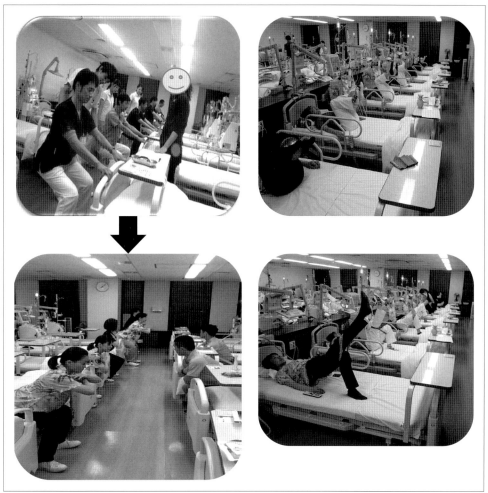

図 3. スタッフ教育—患者が行う運動を体験実習—
a, b：スクワットの練習で上手にできるようになった.
c, d：TMX(ツバサミュージックエクササイズ)体験風景

2）医療従事者教育

透析患者は，糖尿病，心血管疾患，末梢動脈疾患，骨ミネラル代謝異常，貧血など重複障害者という特徴があり，より良い透析管理を行うには，医療従事者は多くのことを学んでいかなければならない．そのためには複数の専門チームを立ち上げて，専門チームが自己学習や自己鍛錬で得た知識をもって，定期的に全職員を指導し，全職員の知識習得と実技の向上に寄与するような職場環境を形成することが大事である(**図1**)．運動療法を成功させるにも，他の専門チームと同様に運動チームを立ち上げることが必要である．運動チームには腎臓リハビリテーション運動指導士の資格を取得しているスタッフを含めるべきで，運動好

き，運動に興味がある，学生時代に運動部員であった，運動経験が豊富など，運動に関して好印象を持っている医療従事者で構成すると良い．また，透析に従事するすべての職種から必ず1人はチームに参加してもらうこともポイントである(**図2**)．なぜならば，「運動は自分たちの仕事ではない」，「運動は治療の一環ではない」と考えている職員も存在するからである．運動チームから全職員に知識と実技を指導してもらい，全医療従事者が全患者の運動療法に係わることが運動療法を成功に導くポイントと思われる．

a）教育のポイント：

① **知識学習**：運動は治療の一環であるため，運動の効果，必要性を全医療従事者が理解しなくて

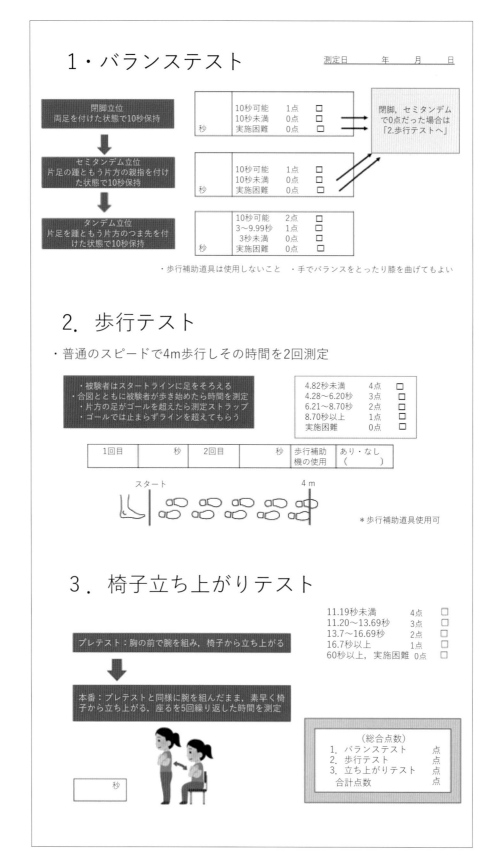

図 4. SPPB：short physical performance battery

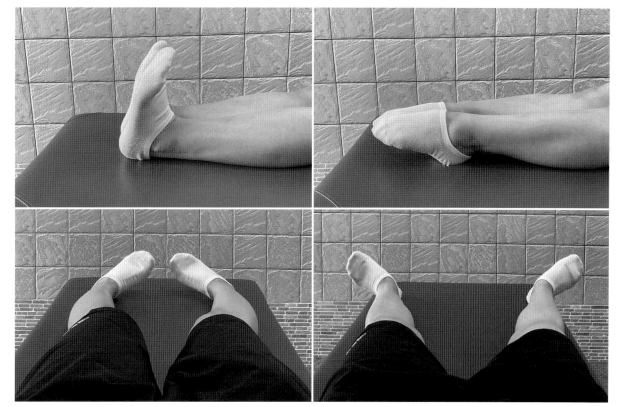

図 5. 足つり予防に効果的な足関節底屈・背屈運動

a，b：足関節底屈・背屈
　　　底屈時には前脛骨筋，背屈時には腓腹筋からヒラメ筋を伸展させる．
　　　足関節の可動域改善と下腿の血液循環改善によって下肢つりが予防される．
c，d：股関節内旋・外旋

はいけない．勉強会には資料が必要であるが，資料作りに多くの時間をかけない方が良く，勉強会の時間も 20〜30 分程度で終わる方が良い．運動のために日常業務の時間に支障が出ては運動嫌いのスタッフを作ってしまうからである．

②**実技学習**：患者が行う体力測定や運動を医療従事者全員が体験すべきである（**図 3**）．体力測定は，運動効果の判定として患者は半年に 1 回程度行うことがすすめられ，内容は腎臓リハビリテーションガイドラインに記載されている short physical performance battery（SPPB）や握力検査などで良い[7]（**図 4**）．全職員には，1 年に 1 回程度，患者と同じ内容で体力測定を行うと良い．我々の施設では健康診断時に体力測定も義務づけて行っている．運動に関しては，ストレッチとして下肢つり予防の代表的な下肢の底屈・背屈運動，レジスタンス運動の基本であるスクワットや尻上げ運動，かかと上げ運動など，有酸素運動として自転車こぎ運動ぐらいは体験学習をすると良い（**図 3**）．患者と同じ運動を体験することで，運動時や体力測定時に自分と比べることができ，患者への声かけに役立つ．

3）患者教育

透析治療は厳しい食事制限があり，透析の拘束時間も長く，毎回太い針で穿刺され，血圧の動揺からふらつきを覚えるなど，患者にとっては辛い治療を強いられている．そこに辛い運動が加わったのでは患者は運動療法を行わない．透析中の運動は楽しさを感じ，笑いがあり，効果，達成感を自覚できるものでなくては，取り組むことも継続することも困難である．

a）教育のポイント：

①**知識学習（推奨）**：運動療法の効果や重要性を理解してもらうことが重要である．わかりやすい

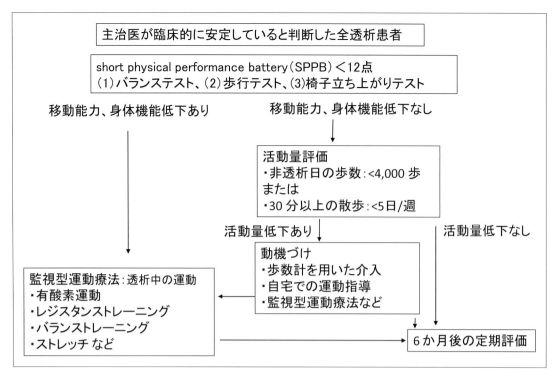

図 6. 透析患者に対する簡易身体機能評価と運動療法適応患者選別

資料作成や，楽しい運動に関連したニュース（メキシコの地下鉄でスクワット 10 回をセンサーのマット上で行うと乗車券が無料になる）などを掲示し，運動を身近な物にすることが大事である．

　② **実技学習（運動療法）**：高齢者が多いため簡単で効果がある運動から始めることがすすめられる．難しい運動，高強度の運動は，脱落する患者が増える可能性が高いため避ける方が良い．簡単で効果がある代表的な運動の 1 つが下肢つり予防である下肢の底屈・背屈運動である（**図 5**）．この運動は，我々の施設で運動療法導入時に行った運動である．歩く動作を意識してしっかりと動かす運動で底屈，背屈，左右に動かす運動である．「患者から下肢つりがなくなった」，「芍薬甘草湯を飲まなくなった」，「足が温かくなった」，「こんな簡単な動きで運動療法なんだ」，と運動に対するハードルを下げた運動である．注意点は，底屈を強く行うと運動中に足つりが起こりやすいため注意する．音楽やリズムを利用して行う運動療法は，副交感神経の活動を促進し心理的なストレスを軽減したり楽しさを感じる可能性があり推奨できる[8]．運動療法を成功させるポイントは，簡単，効果，低強度，楽しさに尽きる．

透析中の運動療法の実際

1．運動療法の実際

1）運動療法の対象

　主治医が臨床的に安定していると判断した全透析患者を対象に移動能力と身体機能評価を行う（**図 6**）．移動能力と身体機能評価には腎臓リハビリテーション学会が推奨し，運動後の定期体力測定にも適応できる SPPB がすすめられる（**図 4**）．バランステスト，移動能力テスト，椅子立ち上がりテストの 3 項目を実施して合計点数が 12 点未満の場合は移動能力と身体機能が低下していると判断して透析中の運動療法を監視型で行うよう誘導する．身体機能評価はこの他にも 6 分間歩行距離（＜300 m で機能低下と判定），等尺性膝伸展筋力（＜40％ドライウェイトで機能低下と判定），片脚立ち時間（＜5 秒で機能低下と判定）など，種々の評価種目があるので，余裕があれば行うと良い．移動能力と身体機能が低下していない患者は，日常活動量を評価して，非透析日の歩数が 4,000 歩未満，または 30 分以上の散歩が週に 5 日未満の患

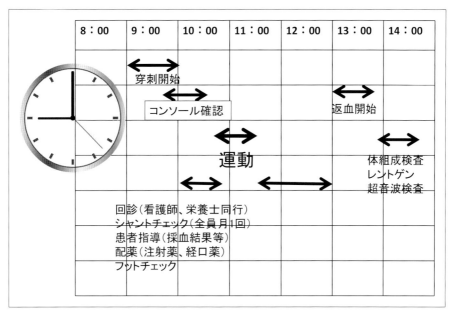

図 7. 望ましい運動療法の時間帯

者を活動量低下と判断し，自宅での運動指導や歩数計を用いた散歩介入などの動機づけを行い，必要に応じて運動療法の対象として組み入れると良い（図6）．

2）運動療法を行う時間帯

透析開始直後は，体重増加のためバイタルの変化がなくとも溢水の可能性があり，高カリウム血症の可能性もあるため避けるべきである．また，透析後半は，除水に伴う血圧下降のリスクや，低カリウム血症による不整脈のリスクがあるため避けた方が良い．透析中の運動療法に適した時間帯は，カリウムが除去され，除水が行われて循環動態が安定してくる透析開始30分からの透析前半がすすめられる（図7）．

3）運動療法の方法

詳細は他稿にゆずるが，腎臓リハビリテーションガイドラインでは透析中の運動指導は，ウォーミングアップとしての低強度運動であるストレッチ（3〜5分）→レジスタンストレーニング（10〜15分）→エアロバイクなどの有酸素運動（10〜60分）→クールダウンとしての低強度運動のストレッチ（3〜5分）を推奨している[7]．エアロバイクなどの特殊な器具を使用する方が一定の運動を効率的に行える利点があることからガイドラインでも推奨しているが，全く器具を使用しなくても自重負荷によるレジスタンス運動は可能で，患者の筋力，運動耐容能の向上に良好な影響を与えることができる．1セットとして5〜10回程度行う運動をいくつか組み合わせて2〜3セット行うことがすすめられる．回数は身体能力に応じてボルグ係数10〜13で調整するとよい．低強度運動でも継続することで運動能力の向上が期待できる[9]．同じ種目でも回数を増やすこと，スピードを早くすること，種目により動かす幅を広くすること，このようなことで強度を強くすることができる（図8）．

4）運動介入の前後評価による目標設定

高齢者を多く含む透析患者では透析中の臥床に加えて日常活動量の低下や蛋白制限による低栄養など様々な条件によりフレイル，サルコペニアの合併が多いことから，介護量の増加や生命予後の低下につながるフレイル，サルコペニアの予防と改善を目標とすべきである．身体機能評価をSPPBで行って透析中の運動療法対象者を選別したが，6か月ごとの身体評価ではSPPBの3項目（バランステスト・歩行テスト・椅子立ち上がりテスト）に加えて，サルコペニアも考慮した握力検査と下腿周囲径，SMI（skeletal muscle index；骨格筋指数）なども行うと良い．大事なことは必ず定期的に身体機能評価を行って，測定結果を患者にわかりやすい表で説明し（図9），評価項目で改

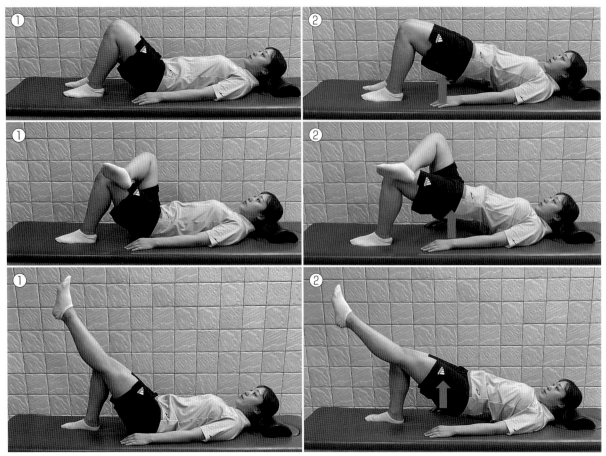

図 8. 器具を使わないレジスタンス運動―ヒップリフト(大殿筋，ハムストリングス)―
背臥位で脚を屈曲しお尻を挙上する．両脚支持で低強度，片足支持で中強度
片足支持で反対側の足を伸ばして挙上した状態で行うと高強度になる．

善した点について褒め，患者とともに喜ぶことが
大事である．また，評価で悪化した運動種目に関し
ては，その種目に特化した運動を透析施設に留ま
らず自宅でも行うようにすすめることも大事であ
る．その運動種目も写真入りのわかりやすい説明
の資料を使用する必要がある(**図 10**)．資料には，
運動の種類，回数，強度調整が記載されていると患
者にとってより良い手本となる．「友達と街へ買
い物に出かける」，「孫と公園でボール投げをして
遊ぶ」など，個々人で行いたいことを設定してそ
れを目標とするのもモチベーション維持につなが
る．高齢で重複障害者である透析患者は，心血管疾
患の悪化や転倒による骨折などで入院を繰り返す
ことが多く，退院後には入院前に比べて身体機能
が低下している場合が多く見受けられる．退院後
に透析施設に復帰した場合には，入院による身体

機能低下を認識してもらうために体力測定を行う
ことも重要である．

文　献

1) 松永篤彦：腎臓リハビリテーション―いかに普及
させるか―透析医療における普及の課題．腎と透
析，80：267-271，2016.
　Summary　血液透析患者が身体機能と活動量が低
く移動能力(ADL)が低下していることを自験例
での検討で提示し，透析患者に運動療法が必要な
点を強調した総説．
2) Kohzuki M, et al：Renal protective effects of
chronic exercise and antihypertensive therapy
in hypertensive rats with renal failure. *J
Hyprertns*, 19：1877-1882, 2001.
　Summary　腎不全を合併した高血圧ラットを使っ
て，運動と降圧治療が腎機能保護作用のあること

図 9.
定期的な身体評価の1例

ID	283	年齢	61	氏名	つばさ 太郎	性別	男

体力測定結果

項目		目標値	前回結果 2022/8/5	今回結果 2023/5/17	目標値との比較
握力(kg)	右	28kg以上	24.0 kg	24.0 kg	
	左	28kg以上	28.5 kg	27.0 kg	
SMI 【四肢骨格筋量】		7.0kg/㎡	7.9 kg	8.04 kg	○

SPPB

	前回結果		今回結果		目標値との比較
バランス	タンデム3〜9.99秒	3 点	タンデム10秒可能	4 点	
椅子5回立ち上がり	6.92 秒	4 点	5.49 秒	4 点	
4m歩行速度(秒)	2.72 秒	4 点	2.74 秒	4 点	目標値との比較
目標値(10点) ＊最大12点	合計	11 点	合計	12 点	○

		目標値	前回結果	今回結果	目標値との比較
下腿周径	右	34cm以上	31.8 cm	32.5 cm	
	左	34cm以上	32.5 cm	33.7 cm	

目標値を目指したい種目

【握力】握力は下肢の筋力やその他多くの部位の筋力と相関関係が高いため、全身の筋力の程度を知るための指標となります。

【下腿周径】ふくらはぎの周径が34cm未満であればサルコペニアの可能性が高くなります。

今回の判定	*Good*

コメント

サルコペニアではありませんが油断を許さない状態です。一日の生活に筋力トレーニング(楽々出来る〜ややつらい程度)や有酸素運動(1日4,000歩)を取り入れて予防しましょう！

図 10.
椅子立ち上がりテストの成績不良者におすすめの運動
・足幅は肩幅にして,お尻を後ろに引くように腰を下げる.
・膝が前に出過ぎないように注意する.
・まずは椅子やベッドに座って,立ち上がりを繰り返す方法がおすすめである.
・10回1セットから始め,慣れてきたら2セット,3セットと増やしていく.

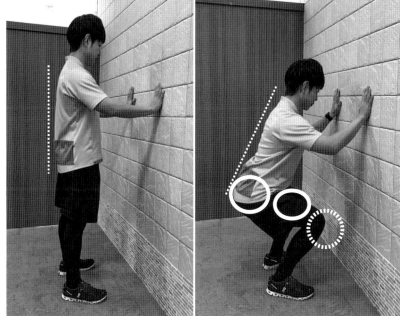

○…意識する筋肉, ⃝…注意する箇所

を示した基礎的研究.

3) Greenwood SA, et al：Effect of exercise training on estimated GFR, vascular health, and cardio-respiratory fitness in patients with CKD；a pilot randomized controlled trial. *Am J Kidney Dis*, **65**：425-434, 2015.
   Summary CKD 患者を対象とし，運動療法が患者の eGFR，血管と心肺機能の健康状態に良い影響を及ぼすことを検討したランダム化比較研究.

4) O'Hare AM, et al：Decreased survival among sedentary patients undergoing dialysis；results from the dialysis morbidity and mortality study wave 2. *Am J Kidney Dis*, **41**：447-454, 2003.
   Summary 運動習慣のない透析患者の生命予後は不良であることを示した代表的な論文.

5) Huang M, et al：Exercise training and outcomes in hemodialysis patients；systematic review and meta-analysis. *Am J Nephrol*, **50**：240-254, 2019.
   Summary 血液透析患者に対しての運動療法とその効果を検討した論文のシステマティックレビュー.

6) 日本透析医学統計調査委員会編集：我が国の慢性透析療法の現況（2018 年 12 月 31 日現在）. 透析医会誌，**52**：679-754，2019.

7) 日本腎臓リハビリテーション学会（編）：腎臓リハビリテーションガイドライン，南江堂，2018.

8) Mitsiou M, et al：Effects of a Combined Intradialytic Exercise Training Program and Music on Cardiac Autonomic Nervous System Activity in Hemodialysis Patients. *Life*（*Basel*），**12**：1276, 2022.
   Summary 血液透析患者を対象に，音楽鑑賞を組み込んだ運動を 6 か月間行うと，運動だけの場合に比較して心臓自律神経系の活動と 6 m 歩行試験で示す機能的能力がさらに改善することを示した臨床研究.

9) 大山恵子ほか：透析中の低強度レジスタンストレーニング継続による透析患者の骨格筋量と運動能力の変化. 総合リハ，**45**：1237-1241，2017.
   Summary 2 METs 程度の低強度レジスタンス運動でも継続することで血液透析患者の骨格筋量と運動能力が向上することを示した臨床研究.

MB Med Reha **No.294**：67-75, 2023

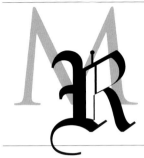

特集／腎臓疾患・透析患者のリハビリテーション診療

包括的腎臓リハビリテーションと診療報酬の変遷

武居光雄*

Abstract 2012 年から診療報酬獲得のための活動を開始．日本腎臓リハビリテーション学会で収集した客観的なデータを示しながら，厚生労働省と折衝を実施した．

1 回目．平成 28 年（2016 年）4 月改定で，進行した糖尿病性腎症患者に対する質の高い運動療法指導を評価するため，糖尿病透析予防指導管理料に『腎不全患者指導加算（eGFR 30 ml/min/1.73 m²未満，月 1 回 100 点を算定可）』を認めていただいた．これは専任医師が必要と考えられる運動について，種類，頻度，強度，時間，留意すべき点などについて指導し，既に運動を開始している患者についてはその状況を確認し，必要に応じてさらなる指導を行うことである．

2 回目：平成 30 年（2018 年）4 月改定で『高度腎機能障害患者指導加算』として，eGFR 45 ml/min/1.73 m²未満まで対象を拡大していただくことができた．

4 回目：令和 4 年（2022 年）4 月改定で『透析時運動指導等加算』を認めていただいた．『等』とは，運動指導，食事指導，疾患指導等総合的・包括的に想定されている．

今後の最大の要望事項は『加算』ではなく，「疾患別リハビリテーション」のカテゴリーに『腎臓リハビリテーション』を入れていただくことである．

Key words 包括的腎臓リハビリテーション（comprehensive renal rehabilitation），診療報酬制度（a medical fee-for-service system），透析時運動指導等加算（additional fee of motion instruction at hemodialysis），腎臓リハビリテーションガイドライン（guideline for renal rehabilitation）

包括的腎臓リハビリテーションとは？

包括的腎臓リハビリテーションは『腎疾患や透析医療に基づく身体的・精神的影響を軽減させ，症状を調整し，生命予後を改善し，心理社会的ならびに職業的な状況を改善することを目的として，運動療法，食事療法と水分管理，薬物療法，教育，精神・心理的サポートなどを行う，長期にわたる包括的なプログラム』と定義できる．すなわち，すべての腎疾患患者の治療のみならず円滑な社会復帰を支えるためにあらゆる手段を講じてサポートを行うことである．代表的な方法論としての運動療法は一般的に非透析日に実施する監視下での運動が一番効果的であると言われているが，実際は動機づけの難しさや，運動時間の確保などの問題で継続することが困難となりドロップアウトする患者も多い．その点，透析中の運動療法はスタッフが常に関わることが可能で継続しやすい特徴を持つ．栄養指導や食事指導を行い，十分なたんぱく質やアミノ酸を投与しても筋たんぱく合成の最大の刺激因子は運動であり，運動しないと有効利用が不可能である．実際，筋肉量や運動耐容能が低い患者ほど生命予後が不良である．包括的腎臓リハビリテーションの詳細については『腎臓リハビリテーション：医歯薬出版』に記載されているので参照いただきたい．

* Mitsuo TAKEI，〒 870-0945 大分県大分市大字津守 888-6　医療法人光心会，理事長／諏訪の杜病院，院長／日本腎臓リハビリテーション学会，理事／同学会診療報酬対策委員会，委員長

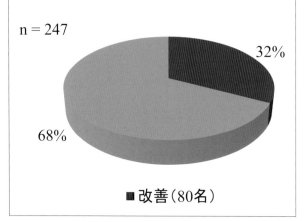

	改 善	不 変	合 計
人　数(名)	80	167	247
割　合(%)	32	68	

n = 247

32%

68%

■改善(80名)

図 1.
eGFR が改善した割合

ステージ分類	G1	G2	G3a	G3b	G4	G5	合　計
総　数(名)	21	99	54	55	13	5	247
改善人数(名)	4	29	22	20	4	1	80
割　合(%)	19.0	29.3	40.7	36.4	30.8	20.0	32.4

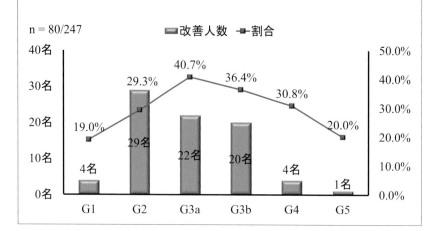

n = 80/247

図 2.
eGFR 改善人数および割合

包括的腎臓リハビリテーションの概念が
提唱されるようになった経緯

　日本腎臓リハビリテーション学会は2010年8月に前理事長である前東北大学教授(現山形県立保健医療大学学長)上月正博先生をはじめとする6名の先生方が発起人会を開催し，翌年1月8日に正式に学会を設立し第1回学術集会を仙台にて開催した．その後，包括的腎臓リハビリテーション

の意義が理解されるにつれて個人会員と施設会員が増え，学術集会参加者も増加の一途を辿っている．

　元々，慢性腎臓病(CKD)患者に対する治療は安静と厳格な食事療法のみを唯一とされていた時期があった．上月正博前理事長がこの概念に疑問を呈し，動物実験を重ねた所，むしろ運動することが腎保護効果を持つことを証明した．1995年頃の話である．筆者も透析患者と関わりを持ち始めた

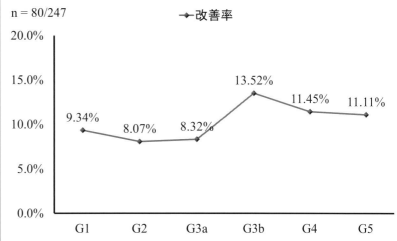

ステージ分類	G1	G2	G3a	G3b	G4	G5	合　計
改善人数(名)	4	29	22	20	4	1	80
改善率(%)	9.34	8.07	8.32	13.52	11.45	11.11	10.30

図 3.
eGFR が改善した 80 名の eGFR 改善率

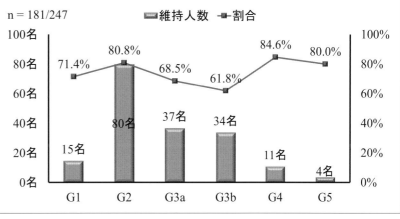

ステージ分類	G1	G2	G3a	G3b	G4	G5	合　計
総　数(名)	21	99	54	55	13	5	247
維持人数(名)	15	80	37	34	11	4	181
割　合(%)	71.4	80.8	68.5	61.8	84.6	80.0	73.3

図 4.
CKD ステージ維持人数および割合

頃から，医師の指示を守らずにかなり強度の高い運動を継続して腎臓食を摂取しない一部の患者がむしろ元気になっている事実を見ていた．これらのことから今までの腎臓病治療は間違っているとの確信を抱くようになり，上月正博先生と一緒に腎臓リハビリテーション普及に力を注ぐようになった次第である（**図 1〜4**）．

CKD 患者の身体機能低下や活動量低下は指摘されて久しいが，なかなか有効な手段を取ることができなかった．その理由として，要因が多岐にわたることが挙げられる．たんぱく異化作用亢進，たんぱく質摂取制限，サルコペニア，MIA（malnutrition inflammation atherosclerosis）症候群，フレイル，CKB-MBD，カルニチン欠乏，腎

性貧血，廃用症候群などである．REACH-J 研究によれば，年齢・CKD ステージの進行に伴い身体機能が低下し活動量も低下することが明らかになった．

日本腎臓リハビリテーション学会の使命は，腎疾患患者の重症化予防と同時に末期腎不全で代替療法中の患者を含むすべての腎疾患患者の健康寿命の延伸を図り社会参加を継続することである．既に 2015 年において日本国民の 7 人に 1 人が CKD である．何の対策も打たなければ，今後益々増えることは確実である．CKD の進行は間違いなく日常生活での制約を生じ，心血管系の合併症を生み重複障害の患者が増えることになる．

CKD 患者に対して，下記のような施策を積極的に実施すべきである．

保存期：積極的に運動療法を推進し，同時に食事指導や栄養指導などを実施する．腎機能は改善し，透析導入時期の先延ばし効果が認められる．

透析期：同様に運動療法を推進，十分に栄養摂取するように指導する．透析効率が改善，ADL が改善,心不全予防効果も認められる.結果的に ADL や QOL が担保されたうえで長期生存が可能となる．

各ステージにおいて，心血管疾患予防効果も発現することも証明されている．FROM-J 研究で医師とコメディカルスタッフとの連携による継続的な生活習慣の改善が末期慢性腎不全の原因として多数を占める生活習慣病関連の CKD 患者の重症化予防に有効であること，さらに将来的に医療費削減効果が見込まれることを示した．山縣邦弘現理事長らの検討により，医師とコメディカルによる薬物療法，食事療法，生活指導を合わせた CKD 患者の診療形態を全国で実施することで，10 年目で医療費の追加コストが回収され，以降黒字化，15 年目で約 4,500 人の新規透析導入患者減少が試算されている．

診療報酬獲得へのアプローチ

包括的腎臓リハビリテーションが効果を上げることは明白でありながら，実際の臨床の場で実施されないと意味を為さない．そのためには是が非でも診療報酬掲載が必須事項である．このため，下記のようにアプローチを行った．

1．診療報酬対策委員会設立（2014 年 3 月）

2012 年から上月正博理事長と理事である筆者が診療報酬獲得のための活動を開始．平成 26 年（2014 年）の診療報酬改定時に要望していた『腎臓リハビリテーション料』が認められなかったため，正式に内科系学会社会保険連合（内保連リハビリテーション関連委員会）に加入．3 月診療報酬対策委員会を設立し，委員長に筆者が就任した．同時に内保連の腎・血液浄化療法関連委員会にも加盟．日本透析医学会，日本腎臓学会や日本透析医会ともコラボレーションを開始した．

その後，日本腎臓リハビリテーション学会で収集した客観的なデータを示しながら，内保連での共同提案を行いながら繰り返し厚生労働省に直接陳情を行った．

その結果，下記のような変遷を辿りながら保険診療収載を果たすことができた．

1 回目：

平成 28 年（2016 年）4 月改定で糖尿病性腎症患者が重症化し透析導入となることを防ぐために進行した糖尿病性腎症患者に対する質の高い運動療法指導を評価するため，糖尿病透析予防指導管理料に『腎不全患者指導加算（eGFR 30 ml/min/1.73 m^{2}未満，月 1 回 100 点を算定可）』を認めていただいた．これは専任の医師が，当該患者が腎機能を維持する観点から必要と考えられる運動について，その種類，頻度，強度，時間，留意すべき点などについて指導し，また既に運動を開始している患者についてはその状況を確認し，必要に応じてさらなる指導を行うことである．

2 回目：

平成 30 年（2018 年）4 月改定で，『高度腎機能障害患者指導加算』として，糖尿病性腎症患者に対して eGFR 45 ml/min/1.73 m^{2}未満まで対象を拡大していただくことができた．

3回目：

令和2年(2020年)4月改定で，当学会からの最大の懸案事項である『腎臓リハビリテーション(慢性腎臓病運動療法料)』を永年お願いしてきたが残念ながら令和2年(2020年)4月改定でも認めていただけなかった．

4回目：

令和4年(2022年)4月改定で，『透析時運動指導等加算』を認めていただいた．10年来お願いしてきた透析患者へのリハビリテーション実施(今まで認められている疾患別リハビリテーションに該当する患者を除く)に伴う保険診療を初めて認めていただき，願いが叶った瞬間であった．今までの指導加算は透析導入後の患者は対象外であったからである．厚労省の最近の一貫したスタイルである『予防リハビリテーション』を重視している流れに合致したとも思われる．

これはひとえに日本腎臓リハビリテーション学会会員施設からのデータ収集と解析および厚労省へのロビー活動による成果であると考えている．

2．腎臓リハビリテーションガイドライン作成

平成28年(2016年)4月の診療報酬改定に際して，厚労省から指導の際に参照できるガイドライン作成の打診を受け急遽当時の上月正博理事長が中心となって『保存期CKD患者に対する腎臓リハビリテーションの手引き』を作成．同時に，筑波大学医学医療系腎臓内科学教授である山縣邦弘委員長(現理事長)が中心となり，診療ガイドライン統括委員会が2018年6月10日『腎臓リハビリテーションガイドライン第1刷』を出版した．

3．腎臓リハビリテーション指導士制度創設

平成28年(2016年)4月の診療報酬改定に際して，厚労省から『運動指導に従事する担当者の質の担保をしてほしい』と要望があり，当時の上月正博理事長が中心となって制度構築の準備を開始した．2018年の理事会で承認を受け，2019年3月第9回日本腎臓リハビリテーション学会学術集会(大分県別府市にて開催：学会長武居)に合わせて第1回腎臓リハビリテーション指導士講習会を開催し試験を実施．365名の指導士が誕生．2020年には第2回目を実施し82名が誕生(2021年はコロナ感染症の影響で未実施)．2022年に第3回講習会を実施．現在計580名の指導士が全国で活躍している．2023年は7月30日にWEBにて開催された．以降は未定であるが，決定次第学会ホームページに掲載予定．

なお，腎臓リハビリテーション指導士は，
a：本学会学術集会において主演者あるいは座長としての経験があること，もしくは，腎臓リハビリテーションの実地経験が1年以上あること
b：医師，看護師，理学療法士，作業療法士，言語聴覚士，臨床検査技師，栄養士(管理栄養士)，薬剤師，臨床工学技士，臨床心理士(公認心理師)，健康運動指導士のいずれかの資格を有していること
c：申請時に本学会正会員であり，申請時の直近2年度以上継続して正会員歴があること(施設会員は認められない)
以上の3条件を満たすこととした．

後程述べるが，今回の保険診療算定用件には腎臓リハビリテーション指導士の取得そのものは入れられていない．この理由について厚労省からは何も示されていない．算定可能な職種も医師，看護師，理学療法士，作業療法士に限定された．この理由も明確ではない．日本腎臓リハビリテーション学会としては，将来的には算定条件として(特に指導するスタッフの質を担保する意味で)『腎臓リハビリテーション指導士』取得が望ましいと考えているが，これからの課題である．

また，常に最新の包括的腎臓リハビリテーションを実施するために継続的な学習制度や更新制度を構築すべきと考えている．

リハビリテーションという観点からすると今回の実施主体として明記された理学療法士，作業療法士(のみならず言語聴覚士なども含めて)といったリハビリテーション専門スタッフがもっと活躍すべきと考えており，そのような場が増えたことはとても嬉しいことである．ただし，約4,500ある透析関連施設の中で理学療法士もしくは作業療

Takaya Y, et al. Circ J 78: 377-384, 2014

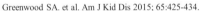

Greenwood SA. et al. Am J Kid Dis 2015; 65:425-434.

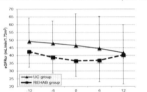

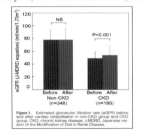

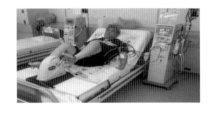

図 5. 慢性腎臓病(CKD)運動療法料　概要図

法士が常勤雇用されている施設は恐らく10%に満たないものと考えている.

　また、別な観点からすると、毎回のように保険診療算定が厳しくなっている『腎透析分野』で、患者に対して真摯に取り組んでいる施設に対してはその下げ幅が少しでも小さくなるような結果となった.

透析時運動指導等加算

　今回の診療報酬改定で正式に明記された『透析時運動指導等加算』であるが、具体的には下記のような事項を含んでいる.

① 透析中の運動療法の実施：医師、看護師、理学療法士、作業療法士が行う個別訓練、機器(エルゴメーター、セラバンド、EMS(electric muscle stimulation)、TENS(transcutaneous electrical nerve stimulation)など)を使用した訓練などの実施

② 透析中に具体的な運動療法の方法の指導を実施

③ 透析中に疾患指導、食事指導、栄養指導、生活指導、薬物療法指導などを実施

④ 重要なことは、①〜③に掲げたように運動そのものの実施だけを意味するのではなく日本腎臓リハビリテーション学会が作成している『腎臓リハビリテーションガイドライン』に沿った指導を行うことである. 後述するが1回の指導は20分以上であるが、上記の事項を1回ですべて行うことは不可能であるので、個別プログラムを作成して計画的に実施することが望ましいと考えている. なお、心臓に負荷をかける訓練となることもあるので、可能であれば事前に心肺運動負荷試験(CPX)を実施しておくことが望ましいと考えるが、必須ではない. 十分に安全を担保しておけば良いと考えている.

　まずは運動療法などをはじめとする包括的腎臓リハビリテーションを全国津々浦々に普及させる

一般社団法人 共生の会
多機能型事業所 工房きらら
(就労継続支援B型・就労移行支援)

'澄き透った川面のようにきらきらと
　　夜空に瞬く星のようにきらきらと
　　　　・・・輝いていたい・・・'

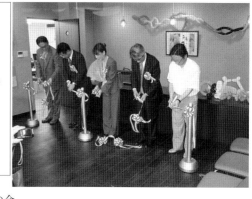

図 6. 一般社団法人共生の会

筆者らは，脳外傷や疾病により高次脳機能障害をお持ちの方々とともに支え
合い生きていく『共生』をテーマに，ともに考えながら自分の居場所作りや就
労・社会参加を視野に入れた工房を始めた．(2007 年 6 月オープン)

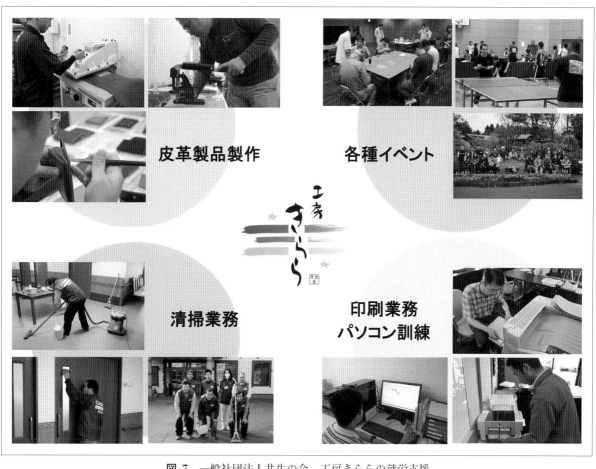

皮革製品製作　　各種イベント

清掃業務　　印刷業務　パソコン訓練

図 7. 一般社団法人共生の会，工房きららの就労支援

こと，次いでその効果を十分に引き出すことであ
る．最新の知見により，運動療法の効果を得るに
は単に実施しただけではなく，患者個々に応じた
適切な負荷量を適切な時間実施しないといけない
と判明しているからである．

"Adding Life to Years and Years to Life"
　いつも上月正博前理事長が述べているように，
内部障害リハビリテーションによって運動機能の
改善，生活の質の改善と生命予後の改善を達成で
きることが証明されている．即ち，腎臓リハビリ

テーションが心肺機能の再調整を果たし，フレイルとサルコペニア予防をすることでADLやQOLが改善し，心血管疾患予防による生命予後改善のみならず，腎機能改善，透析移行防止のための新たな治療方法として大きな役割を担っている（**図5**）．結果的に再入院率を低下させる．

さらに，たとえ障害者になったとしても社会参加を継続することが重要である．自己肯定感や自己効力感の増強を目的として，社会的生産年齢に属する方は仕事を継続し，納税者であり続けることが本人と家族の幸せである．また，社会的生産年齢以外の方は第三者の助けを借りずに元気に生きることが最終目標である．その結果，医療経済的にも優れた効果を発揮し，医療費抑制効果も生じることになる．

また，違う観点から見るとチーム医療の推進に寄与し，理学療法士や作業療法士の活躍の場が広がり（雇用創出），医療立国として強固な立場を形成することが可能となる．

私共の別法人（一般社団法人共生の会）では障害者が働ける場（工房きらら）を設立し（**図6，7**），現在約40名の障害者が日々勤務している．日本中でこのような取り組みに賛同していただき，障害者となっても働ける環境作りに協力していただける施設が1つでも増えることを希望している．

今回の改定への道程

2012年から厚労省への度重なる陳情と打合せを繰り返し，令和4年度（2022年度）改定にて初めて透析患者に対する運動指導等の保険収載を認めていただくことができた．これもひとえに御協力いただいた多くの方々のお陰であり，深く感謝申し上げる．

令和4年（2022年）3月4日に『医科診療報酬点数表に関する事項』が公布され483ページに下記の文章が掲載された．

(25)「注14」に掲げる透析時運動指導等加算については，透析患者の運動指導に係る研修を受講した医師，理学療法士，作業療法士又は医師に具体的指示を受けた当該研修を受講した看護師が1回の血液透析中に，連続して20分以上患者の病状及び療養環境等を踏まえ療養上必要な指導等を実施した場合に算定できる．実施した指導等の内容を実施した医師本人又は指導等を実施した理学療法士等から報告を受けた医師が診療録に記録すること．なお，入院中の患者については，当該療法を担当する医師，理学療法士又は作業療法士の1人当たりの患者数は1回15人程度，当該療法を担当する看護師の1人当たりの患者数は1回5人程度を上限とし，入院中の患者以外の患者については，それぞれ，1回20人程度，1回8人程度を上限とする．

(26) 透析時運動指導等加算について，指導等に当たっては，日本腎臓リハビリテーション学会「腎臓リハビリテーションガイドライン」等の関係学会によるガイドラインを参照すること．

(27) 指導を行う室内に心電図モニター，経皮的動脈血酸素飽和度を測定できる機器及び血圧計を指導に当たって必要な台数有していること．また，同室内に救命に必要な器具及びエルゴメーターを有していることが望ましい．

(28) 当該加算を算定した日については，疾患別リハビリテーション料は別に算定できない．

令和4年度（2022年度）の改定に対する疑義解釈と問題点

既に，いくつかの疑義解釈が出されている．
①『当該研修…』
☞現時点では日本腎臓リハビリテーション学会が実施する講習会受講を想定している．受講後簡単な試験（理解度を確認）を実施して合格した者へ受講証明を授与する．このため，学会では今までに何回かに亘り当該研修会を開催してきた．今後も臨機応変に開催する予定なので学会ホームページを参照のこと．なお，今回の改定では腎臓リハビリテーション指導士の取得そのものは算定条件ではない．学会としていずれは腎臓リハビリテーション指導士取得が保険算定条件になることが望

ましいと考えている.

②『90日間75点を算定可能…』

☞現時点でリセット(どのような条件を満たせ
ば,再度算定可能となるか)に関しては想定され
ていない.今後,学会として望ましい条件設定が
必須であり厚労省と折衝をしないといけない.そ
のためには,客観的なデータ解析が必要であり,
腎臓リハビリテーション学会学術委員会が準備を
開始した.

③『運動療法等…』

☞運動指導,食事指導,疾患指導,服薬指導な
どを総合的に指導することを想定している.これ
は学会が提唱している「包括的腎臓リハビリテー
ション」そのものである.運動療法のみ実施すれ
ば良いということではなく,実効的な指導を実施
していただきたいからである.

今後もリアルタイムで疑義解釈が発出される可
能性があるので,厚労省からの情報を取り続ける
ことが必須である.

今後の予定と展望

いくつもの課題があるが私見も含めて述べる.
① 高度腎機能障害患者指導加算の対象を糖尿病
だけではなく,すべての腎疾患に拡大していた
だくこと.
② 最大の要望事項は『加算』ではなく,「疾患別リ
ハビリテーション」のカテゴリー(心臓や呼吸
器は既に収載されている)に『腎臓リハビリ
テーション』を入れていただくことである.相
当ハードルは高いが,可能性はゼロではないの
で関係諸氏の御協力をいただきながら地道に
交渉を継続する予定である.そのためには地道
なデータ収集と解析が必要である.
③ 全国津々浦々の透析関連施設で令和4年度の保
険収載に沿った運動指導などを積極的に実施

して普及させ,元気なCKD患者が増えること
を祈念している.また,今後の発展のために是
非,日本腎臓リハビリテーション学会に加入
(施設会員もしくは個人会員として)していた
だき,一緒にコラボレーションしていただける
と幸いである.
④ 筆者の個人的意見の域を出ないが,これからの
診療報酬制度はその収支だけで議論するので
はなく,社会保障費全体枠の中で議論すべきと
考えている.即ち,透析を受けている患者(障
害者)であっても就労を見据えた取り組みを実
施,1人でも多くの透析患者もしくは(透析導
入前の)腎不全期患者が働くことで『納税者』と
なる.就労により,自分の医療費は自分で稼ぎ
出すことができれば最高と考えている.当然全
員は無理であるが,現時点で働きたいが働く場
所がない,もしくは働けるのに働かない透析患
者が多く存在することは事実である.所謂,社
会的生産年齢である65歳未満の透析患者は
40%弱であるが,65歳を超えてもできる範囲
内で働けるような仕組み作りが今後重要にな
ると考えている.この概念に対して理解をして
いただいているが,現実問題として何らかの形
に残すことは至難の業である.
⑤ 包括的腎臓リハビリテーションを実施するこ
とで明らかに再入院率が低下し,元気な状態を
維持することが可能となった.特に心不全入院
の予防は直ぐにでも実行可能である.本人に
とって一番好ましいことであると同時にADL
を担保したまま長生きでき,かつ医療費の軽減
ができるというこの上ないことなのだが…….

以上,包括的腎臓リハビリテーションと診療報
酬の変遷について簡単に述べた.御質問や御意見
などは遠慮なく筆者まで御連絡を.

第 24 回日本褥瘡学会
中国四国地方会学術集会

会　期：2024 年 3 月 17 日（日）
会　場：高知市文化プラザかるぽーと
　　　　〒 781-9529　高知市九反田 2-1
会　長：赤松　順（社会医療法人近森会 近森病院 形成
　　　　外科）
テーマ：レジリエント・コミュニケーション in 高知
　　　　―職種を超えて再発見！―
Ｕ Ｒ Ｌ：https://www.kwcs.jp/jspucs24/
参加費：事前参加費
　　　　会員 3,000 円・非会員 4,000 円・学生 1,000 円
　　　　当日参加費
　　　　会員 4,000 円・非会員 5,000 円・学生 1,000 円
プログラム：特別フォーラム・教育講演・ランチョンセ
　　　　ミナー・アフタヌーンセミナー・ハンズオンセ
　　　　ミナー・一般演題
演題登録期間・申し込み方法：
　　　　23 年 10 月 3 日（火）正午～12 月 20 日（水）正午
　　　　大会ホームページより WEB 演題登録フォームから
　　　　お申し込みください．
事前参加登録期間・申し込み方法：
　　　　23 年 10 月 3 日（火）正午～24 年 3 月 8 日（金）正午
　　　　大会ホームページより WEB 参加登録フォームから
　　　　お申し込みください．
事務局：
　　　　社会医療法人近森会 近森病院 形成外科
　　　　〒 780-8522　高知県高知市大川筋一丁目 1-16
運営事務局：
　　　　株式会社キョードープラス
　　　　〒 701-0205　岡山県岡山市南区妹尾 2346-1
　　　　TEL：086-250-7681　FAX：086-250-7682
　　　　E-mail：jspucs24@kwcs.jp

◀さらに詳しい情報は
　HP を CHECK ！

FAX による注文・住所変更届け

改定：2015年1月

　毎度ご購読いただきましてありがとうございます．
　読者の皆様方に小社の本をより確実にお届けさせていただくために，FAX でのご注文・住所変更届けを受けつけております．この機会に是非ご利用ください．

◇ご利用方法

　FAX 専用注文書・住所変更届は，そのまま切り離して FAX 用紙としてご利用ください．また，注文の場合手続き終了後，ご購入商品と郵便振替用紙を同封してお送りいたします．**代金が 5,000 円をこえる場合，代金引換便とさせて頂きます．**その他，申し込み・変更届けの方法は電話，郵便はがきも同様です．

◇代金引換について

　本の代金が 5,000 円をこえる場合，代金引換とさせて頂きます．配達員が商品をお届けした際に，現金またはクレジットカード・デビットカードにて代金を配達員にお支払い下さい(本の代金＋消費税＋送料)．(※年間定期購読と同時に 5,000 円をこえるご注文を頂いた場合は代金引換とはなりません．郵便振替用紙を同封して発送いたします．代金後払いという形になります．送料は定期購読を含むご注文の場合は頂きません)

◇年間定期購読のお申し込みについて

　年間定期購読は，1 年分を前金で頂いておりますため，代金引換とはなりません．郵便振替用紙を本と同封または別送いたします．送料無料，また何月号からでもお申込み頂けます．
　毎年末，次年度定期購読のご案内をお送りいたしますので，定期購読更新のお手間が非常に少なく済みます．

◇住所変更届けについて

　年間購読をお申し込みされております方は，その期間中お届け先が変更します際，必ずご連絡下さいますようよろしくお願い致します．

◇取消，変更について

　取消，変更につきましては，お早めに FAX，お電話でお知らせ下さい．
　返品は，原則として受けつけておりませんが，返品の場合の郵送料はお客様負担とさせていただきます．その際は必ず小社へご連絡ください．

◇ご送本について

　ご送本につきましては，ご注文がありましてから約 1 週間前後とみていただきたいと思います．お急ぎの方は，ご注文の際にその旨をご記入ください．至急送らせていただきます．2〜3 日でお手元に届くように手配いたします．

◇個人情報の利用目的

　お客様から収集させていただいた個人情報，ご注文情報は本サービスを提供する目的(本の発送，ご注文内容の確認，問い合わせに対しての回答等)以外には利用することはございません．

　その他，ご不明な点は小社までご連絡ください．

株式会社 **全日本病院出版会**　〒113-0033 東京都文京区本郷 3-16-4-7F
電話 03(5689)5989　FAX03(5689)8030　郵便振替口座 00160-9-58753

ＦＡＸ専用注文書

5,000円以上代金引換

ご購入される書籍・雑誌名に○印と冊数をご記入ください

○	書　籍　名	定価	冊数
	睡眠環境学入門	¥3,850	
	AKO手術における私の工夫［Web動画付き］	¥7,480	
	健康・医療・福祉のための睡眠検定ハンドブック up to date	¥4,950	
	輝生会がおくる！リハビリテーションチーム研修テキスト	¥3,850	
	ポケット判　主訴から引く足のプライマリケアマニュアル	¥6,380	
	まず知っておきたい！がん治療のお金，医療サービス事典	¥2,200	
	カラーアトラス　爪の診療実践ガイド　改訂第2版	¥7,920	
	明日の足診療シリーズⅠ足の変性疾患・後天性変形の診かた	¥9,350	
	運動器臨床解剖学―チーム秋田の「メゾ解剖学」基本講座―	¥5,940	
	ストレスチェック時代の睡眠・生活リズム改善実践マニュアル	¥3,630	
	超実践！がん患者に必要な口腔ケア	¥4,290	
	足関節ねんざ症候群―足くびのねんざを正しく理解する書―	¥5,500	
	読めばわかる！臨床不眠治療―睡眠専門医が伝授する不眠の知識―	¥3,300	
	骨折治療基本手技アトラス―押さえておきたい10のプロジェクト―	¥16,500	
	足育学　外来でみるフットケア・フットヘルスウェア	¥7,700	
	四季を楽しむビジュアル嚥下食レシピ	¥3,960	
	病院と在宅をつなぐ 脳神経内科の摂食嚥下障害―病態理解と専門職の視点―	¥4,950	
	睡眠からみた認知症診療ハンドブック―早期診断と多角的治療アプローチ―	¥3,850	
	肘実践講座　よくわかる野球肘　肘の内側部障害―病態と対応―	¥9,350	
	医療・看護・介護で役立つ嚥下治療エッセンスノート	¥3,630	
	こどものスポーツ外来―親もナットク！このケア・この説明―	¥7,040	
	野球ヒジ診療ハンドブック―肘の診断から治療，検診まで―	¥3,960	
	見逃さない！骨・軟部腫瘍外科画像アトラス	¥6,600	
	肘実践講座 よくわかる野球肘　離断性骨軟骨炎	¥8,250	
	これでわかる！スポーツ損傷超音波診断 肩・肘＋α	¥5,060	
	達人が教える外傷骨折治療	¥8,800	

バックナンバー申込（※ 特集タイトルはバックナンバー 一覧をご参照ください）

◎メディカルリハビリテーション(No)

No＿＿＿＿　　No＿＿＿＿　　No＿＿＿＿　　No＿＿＿＿　　No＿＿＿＿
No＿＿＿＿　　No＿＿＿＿　　No＿＿＿＿　　No＿＿＿＿　　No＿＿＿＿

◎オルソペディクス(Vol/No)

Vol/No＿＿＿　　Vol/No＿＿＿　　Vol/No＿＿＿　　Vol/No＿＿＿　　Vol/No＿＿＿

年間定期購読申込

◎メディカルリハビリテーション　　　　　No.　　　　　から

◎オルソペディクス　　　　　Vol.　　　No.　　　から

TEL：	（　　　）	FAX：	（　　　）

ご住所	〒		
フリガナ			診療科目
お名前		要捺印	

ＦＡＸ 03-5689-8030 全日本病院出版会行

年　　月　　日

住 所 変 更 届 け

お 名 前	フリガナ	
お客様番号		毎回お送りしています封筒のお名前の右上に印字されております8ケタの番号をご記入下さい。
新お届け先	〒　　　　　　都 道 　　　　　　　府 県	
新電話番号	（　　　　　）	
変更日付	年　　月　　日より	月号より
旧お届け先	〒	

※ 年間購読を注文されております雑誌・書籍名に✓を付けて下さい。

☐ Monthly Book Orthopaedics （月刊誌）

☐ Monthly Book Derma. （月刊誌）

☐ Monthly Book Medical Rehabilitation （月刊誌）

☐ Monthly Book ENTONI （月刊誌）

☐ PEPARS （月刊誌）

☐ Monthly Book OCULISTA （月刊誌）

Monthly Book
MEDICAL REHABILITATION

好評
No. **276**
2022年7月
増刊号

回復期
リハビリテーション病棟における
疾患・障害管理のコツQ&A
―困ること，対処法―

編集企画 西広島リハビリテーション病院院長 **岡本隆嗣**
B5 判 228 頁 定価 5,500 円（本体価格 5,000 円＋税）

学ぶべきこと、対応すべきことが多岐にわたる回復期リハビリテーション
病棟で遭遇する様々な疾患・障害の管理や対応方法を 1 冊にまとめました！
回復期リハビリテーション病棟での現場において、今後のための入門書と
して、今までの復習として、ぜひお役立てください！

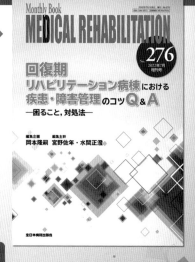

目次 ◆◆◆◆

24 の疾患・障害に関する 40 項目の
ギモンにお答えしています！

全日本病院出版会
www.zenniti.com

〒113-0033 東京都文京区本郷 3-16-4 Tel：03-5689-5989
Fax：03-5689-8030

MEDICAL REHABILITATION

■ バックナンバー一覧

各号定価 2,750 円（本体 2,500 円＋税）．（増刊・増大号を除く）
在庫僅少品もございます．品切の場合はご容赦ください．
（2023 年 10 月現在）

掲載されていないバックナンバーにつきまし
ては，弊社ホームページ（www.zenniti.com）
をご覧下さい．

全日本病院出版会 | 検 索
click

編集主幹：宮野佐年　医療法人財団健貢会総合東京病院
　　　　　　　　　リハビリテーション科センター長
　　　　　　水間正澄　医療法人社団輝生会理事長
　　　　　　　　　昭和大学名誉教授

No.294　編集企画：
武居光雄　諏訪の杜病院院長

Monthly Book Medical Rehabilitation　No.294

2023 年 11 月 15 日発行（毎月 1 回 15 日発行）
　　定価は表紙に表示してあります.
　　　　Printed in Japan

発行者　　末 定 広 光
発行所　　株式会社 全日本病院出版会
　〒 113-0033 東京都文京区本郷 3 丁目 16 番 4 号 7 階
　　　　電話（03）5689-5989　Fax（03）5689-8030
　　　　郵便振替口座 00160-9-58753

印刷・製本　三報社印刷株式会社　　　電話（03）3637-0005
広告取扱店　株式会社文京メディカル　電話（03）3817-8036

© ZEN・NIHONBYOIN・SHUPPANKAI, 2023